高职医学类系列教材

基础护理学实训指导

JICHU HULIXUE SHIXUN ZHIDAO

主　编　李　云
副主编　陈银华　肖　乐
参编人员（以姓氏笔画为序）
　　　　李　云　李　艳　肖　乐
　　　　陈银华　金　园　郭　蔚
　　　　曹园园　戴　蕾

中国科学技术大学出版社

内 容 简 介

本书共包含24个实训项目和14项操作考核评分标准，统一并规范了临床常用的基础护理技术操作，结构体系完整，步骤形象直观，力求清晰地展示基础护理各项操作环节，突出体现实用性和可操作性。

本书可作为各级院校护理类专业学生的学习配套用书，也可供临床护理专业人员参考使用。

图书在版编目(CIP)数据

基础护理学实训指导/李云主编．—合肥：中国科学技术大学出版社，2017.2
ISBN 978-7-312-04117-4

Ⅰ.基…　Ⅱ.李…　Ⅲ.护理学—医学院校—教学参考资料　Ⅳ.R47

中国版本图书馆CIP数据核字(2017)第006844号

出版	中国科学技术大学出版社
	安徽省合肥市金寨路96号，230026
	http://press.ustc.edu.cn
印刷	安徽国文彩印有限公司
发行	中国科学技术大学出版社
经销	全国新华书店
开本	787 mm×1092 mm　1/16
印张	9.75
字数	226千
版次	2017年2月第1版
印次	2017年2月第1次印刷
定价	28.00元

前　言

《基础护理学实训指导》是主教材《基础护理学》的实训配套教材,主要供高职高专类护理专业教师与学生教学和学习之用。通过本教材的学习,学生可更好地掌握护理专业的相关实训教学内容,并培养实践动手能力、评判性思维能力、解决和分析问题的能力及人文关怀能力。加强对实训教学的重视,也对提高教学质量、培养护理专业学生良好的职业素质及综合技能,实现实用型人才培养目标起着举足轻重的作用。

本书特色如下:

(1) 紧密结合临床。根据护理专业职业教育的课程教学基本要求和护理岗位群的要求,以职业能力培养为核心,以"教、学、做"一体为教学方法,充分利用本地区所依托的行业优势和资源优势,按照卫生高等职业教育"工学结合"、医学教学与临床紧密结合的培养模式,坚持从护理岗位的实际需要出发,体现职业性、实践性、开放性的课程设计理念,突出对学生职业能力、动手能力和综合素质的培养。

(2) 以整体护理观为指导。涵盖了临床护理人员必须掌握的24项护理技能操作,每项操作都附有实训目标、实训学时、实训设计及实训流程,操作流程采用以评估、计划、实施、评价为主线的护理模式,将实践教学与护理程序、整体护理紧密联系,突出学生日常操作中的重点和难点,启发学生对临床护理问题的思考,培养学生分析问题、解决问题的能力。

(3) 强调实践效果。建立以能力为中心的考核体系,注重过程评价和结果评价的结合,形成较完善的护理学基础操作规程与评分标准体系。同时,在评价指标体系中,提高对病人的评估、与病人沟通、对病人关心和关注病人安全方面的分值,从技能知识、技能操作、态度、沟通等方面考核护理专业学生,反映护理专业学生的综合能力。

本书内容丰富，方法具体翔实，主要结合本地区护理专业的自身特点，旨在培养学生的动手能力，兼顾实用性，与临床接轨，以更好地提高护理专业学生的专业技能水平。

　　本书编写分工如下：李云老师任主编，负责拟订大纲，进行统稿，同时编写实训一；郭蔚老师编写实训二和实训三；李艳老师编写实训四至实训八；戴蕾老师编写实训九至实训十一；曹园园和戴蕾老师合作编写实训十二至实训十四；金园老师编写实训十五至实训十七；肖乐老师编写实训十八至实训二十一；陈银华老师编写实训二十二至实训二十四。

　　限于编者的水平和能力，书中难免有不完善之处，恳请各位读者提出宝贵的意见！

编　者

2016 年 12 月

目　录

前言 ··· （i）

实训一　铺床法 ·· （1）
　　任务一　备用床 ·· （2）
　　任务二　暂空床 ·· （4）
　　任务三　麻醉床 ·· （5）
　　任务四　卧有患者床更换床单法 ······································ （7）

实训二　患者运送法 ·· （9）
　　任务一　轮椅运送患者法 ·· （10）
　　任务二　平车运送患者法 ·· （11）

实训三　患者卧位的安置、变换及约束带的使用 ···················· （14）
　　任务一　卧位安置法 ·· （15）
　　任务二　变换卧位法 ·· （17）
　　任务三　约束带的使用 ·· （19）

实训四　无菌技术操作 ·· （21）

实训五　隔离技术 ·· （24）

实训六　口腔护理 ·· （27）

实训七　床上洗发 ·· （30）

实训八　床上擦浴 ·· （33）

实训九　鼻饲法 ··· （36）

实训十　导尿术及留置导尿术 ··· （39）
　　任务一　导尿术 ·· （40）
　　任务二　留置导尿术 ·· （42）

实训十一	灌肠法及肛管排气	(44)
任务一	大量不保留灌肠	(45)
任务二	小量不保留灌肠	(47)
任务三	清洁灌肠	(48)
任务四	保留灌肠	(50)
任务五	肛管排气	(51)
实训十二	冷热疗法	(53)
任务一	冷疗法	(54)
任务二	热疗法	(59)
实训十三	生命体征的测量	(65)
实训十四	口服给药法	(68)
实训十五	超声雾化吸入法	(71)
实训十六	注射给药法	(74)
任务一	药液抽吸法	(75)
任务二	皮内注射	(76)
任务三	皮下注射	(78)
任务四	肌内注射	(79)
任务五	静脉注射	(81)
实训十七	皮试液的配制	(83)
任务一	青霉素过敏试验液的配制	(84)
任务二	头孢菌素过敏试验液的配制(以先锋霉素为例)	(85)
任务三	破伤风抗毒素(TAT)过敏试验液的配制	(87)
任务四	链霉素过敏试验液的配制	(88)
任务五	普鲁卡因过敏试验液的配制	(89)
实训十八	密闭式静脉输液	(91)
实训十九	静脉输血法	(94)
实训二十	氧气吸入法	(98)
实训二十一	电动吸引器吸痰法	(101)
实训二十二	洗胃法	(104)
任务一	口服催吐法	(105)
任务二	漏斗胃管洗胃法	(106)
任务三	电动吸引器洗胃法	(108)

目 录

  任务四 自动洗胃机洗胃法 …………………………………………………… (109)

实训二十三 尸体护理 ………………………………………………………………… (112)

实训二十四 体温单的绘制 …………………………………………………………… (115)

附录 A 体温单 ……………………………………………………………………… (118)

附录 B 基础护理操作质量考核评分标准 ………………………………………… (119)

实训一　铺　床　法

实训目标

(1) 掌握各种铺床法的目的及注意事项。
(2) 熟练掌握各种铺床法。
(3) 正确评估患者,选择适宜的铺床法。
(4) 操作过程中,动作规范、轻柔,遵循节力原则。

实训学时

备用床、暂空床实训 3 学时,麻醉床实训 3 学时,卧有患者床更换床单法实训 3 学时。

实训设计

1. 集体备课

课前教师集体备课,明确任务,设计实训方法,统一操作流程。

2. 教师示教

根据课程进度安排,教师每次运用 1 学时示教每种铺床法的操作程序,动作规范,强调细节。

3. 课上练习

学生每 6 人一组,每组 1 套操作用物,进行基本操作练习,教师进行个别或集中辅导,及时纠正错误。

4. 学生回示

按小组抽查学生回示操作,学生讨论,教师点评,以强化正确的动作技能和操作要领。

5. 课外练习

开放实训室,以小组为单位进行强化训练,使学生做到熟练掌握铺床流程,动作规范。

6. 技能考核

教师平时采用分小组抽人考核的方法,考核完分别指出每名学生存在的问题。对于共性问题教师需及时进行归纳、总结,并集中向学生强调问题产生的原因。期中、期末采用一对一抽签考核的方式,测试学生掌握技能的程度。

 实训流程

任务一 备 用 床

【目的】

（1）保持病房整洁、舒适、美观。

（2）准备迎接新患者。

【操作流程】

1. 评估

（1）用物评估:病床及床垫有无损坏;床单、被套是否符合床及棉胎的尺寸,是否适合季节需要;床旁设施如呼叫系统、照明灯、供氧和负压吸引装置是否完好。

（2）环境评估:病室内患者有无进行治疗或进餐。

2. 计划

（1）护士准备:衣帽整齐,洗手,戴口罩。

（2）用物准备:床、床旁桌、床旁椅、床垫、床褥、棉胎或毛毯、大单、被套、枕套、枕芯、床刷及床刷套、护理车、手消毒液。

（3）环境准备:病室整洁、通风,不影响周围患者的治疗或进餐。

3. 实施

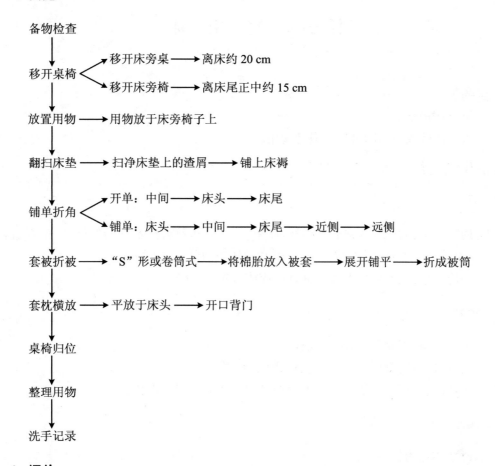

4. 评价

（1）病床符合实用、耐用、舒适、安全的原则。
（2）大单中缝对齐，四角平整、紧扎。
（3）被头充实，盖被平整、两侧内折对称。
（4）枕头平整充实，开口背门。
（5）操作流畅，注意节力。
（6）病室及患者床单位环境整洁、美观。
（7）操作时间在 6 min 内。

任务二 暂 空 床

【目的】
(1) 保持病房整洁。
(2) 供新入院或暂离床活动的患者使用。

【操作流程】

1. 评估

(1) 用物评估:病床及床垫有无损坏;床单、被套是否符合床及棉胎的尺寸,是否适合季节需要;床旁设施如呼叫系统、照明灯、供氧和负压吸引装置是否完好。
(2) 环境评估:病室内患者有无进行治疗或进餐。

2. 计划

(1) 护士准备:衣帽整齐,洗手,戴口罩。
(2) 用物准备:同备用床,必要时备橡胶中单、中单。
(3) 环境准备:病室整洁、通风,不影响周围患者的治疗或进餐。

3. 实施

(1) 改备用床为暂空床:

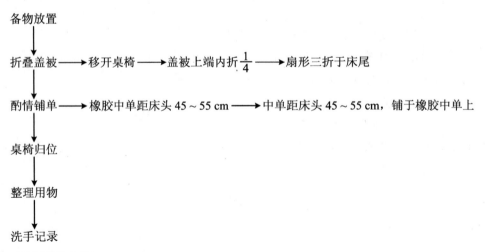

(2) 直接铺暂空床:

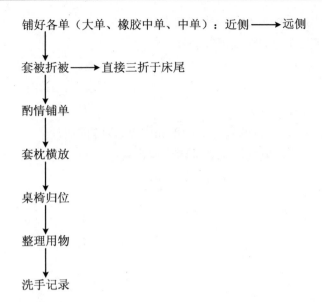

4. 评价

(1) 病床符合实用、耐用、舒适、安全的原则。
(2) 大单中缝对齐,四角平整、紧扎。
(3) 被头充实,盖被平整、两侧内折对称。
(4) 枕头平整充实,开口背门。
(5) 操作流畅,注意节力。
(6) 病室及患者床单位环境整洁、美观。
(7) 操作时间在 6 min 内。

任务三 麻 醉 床

【目的】
(1) 便于接收和护理麻醉术后患者。
(2) 避免床单位污染。
(3) 预防并发症。

【操作流程】

1. 评估

(1) 患者评估:患者的病情,手术部位和麻醉方式,术后需要抢救或治疗的物品等。
(2) 用物评估:病床及床垫有无损坏;床单、被套是否符合床及棉胎的尺寸,是否适合季节需要;床旁设施如呼叫系统、照明灯、供氧和负压吸引装置是否完好。

(3) 环境评估:病室内患者有无进行治疗或进餐。

2. 计划

(1) 护士准备:衣帽整齐,洗手,戴口罩。

(2) 用物准备:床上用物同备用床,另备两套橡胶中单和中单、麻醉护理盘。

(3) 环境准备:病室整洁、通风,不影响周围患者的治疗或进餐。

3. 实施

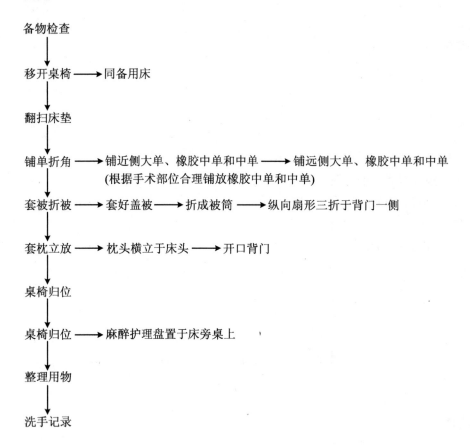

4. 评价

(1) 病床符合实用、耐用、舒适、安全的原则。

(2) 患者感觉舒适、安全。

(3) 护理术后患者的物品齐全,患者能得到及时的抢救和护理。

(4) 操作时间在 8 min 内。

任务四　卧有患者床更换床单法

【目的】
(1) 保持床面清洁干燥及病室整洁。
(2) 预防压疮及坠积性肺炎等并发症。

【操作流程】

1. 评估

(1) 患者评估：患者病情、心理反应及合作程度，有无活动限制。
(2) 用物评估：床单位的清洁程度。
(3) 环境评估：是否安全、保暖。

2. 计划

(1) 护士准备：衣帽整齐，洗手，戴口罩。
(2) 患者准备：了解更换床单的目的和意义，能主动配合。
(3) 用物准备：清洁大单、中单、被套、枕套、床刷及床刷套、护理车、污衣袋、手消毒液，需要时备清洁衣裤。
(4) 环境准备：酌情调节室温，关闭门窗，必要时以屏风遮挡。

3. 实施

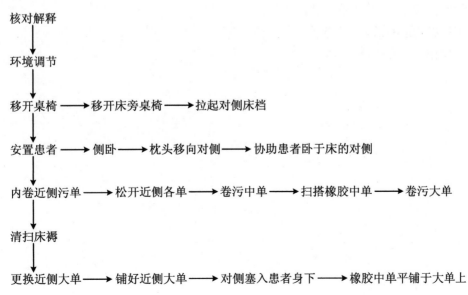

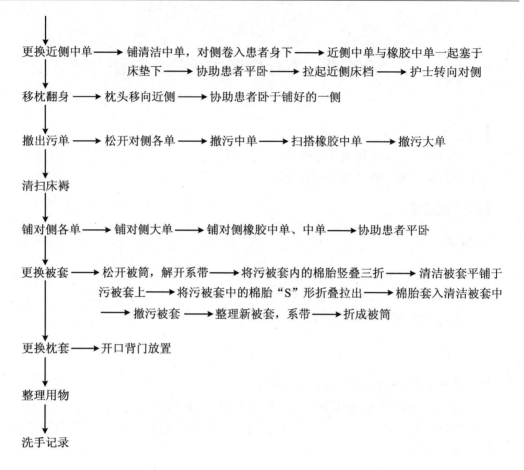

4. 评价

(1) 患者感觉舒适、安全。

(2) 操作轻稳节力,床单位整洁、美观。

(3) 护患沟通有效,满足患者身心需要。

(4) 操作时间在 10 min 内。

实训二　患者运送法

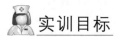 实训目标

(1) 能掌握并正确实施轮椅和平车运送患者的操作方法。
(2) 能根据患者的病情和体重选择合适的搬运方法。
(3) 在运送患者的过程中应遵循人体力学原理进行操作。
(4) 在运送患者的过程中动作应轻稳、体贴,保证安全,关心、爱护患者。

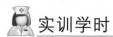 实训学时

轮椅和平车运送患者法实训 2 学时。

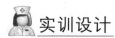 实训设计

1. 集体备课

课前教师集体备课,明确任务,设计实训方法,统一操作流程。

2. 教师示教

根据课程进度安排,教师每次用 30 min 示教操作程序,动作规范,强调细节。

3. 课上练习

学生每 6 人一组,每组 1 套操作用物,进行基本操作练习,教师进行个别或集中辅导,及时纠正错误。

4. 学生回示

按小组抽查学生回示操作,学生讨论,教师点评,以强化正确的动作技能和操作要领。

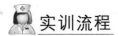 实训流程

任务一 轮椅运送患者法

【目的】

(1) 护送不能行走但能坐起的患者入院、出院、做检查、治疗或进行户外活动。

(2) 帮助患者下床活动,促进其恢复运动能力。

【操作流程】

1. 评估

(1) 患者评估:患者的一般情况,如生命体征、病情、意识状态、体重;患者的活动耐力及合作程度;患者的自理能力、治疗及各种管路情况等。

(2) 用物评估:轮椅在使用状态,性能完好。

(3) 环境评估:环境宽敞,无障碍物,地面防滑。

2. 计划

(1) 护士准备:衣帽整齐,洗手,戴口罩。

(2) 患者准备:了解轮椅运送的方法和目的,能够主动配合。

(3) 用物准备:轮椅,根据季节备外衣或毛毯、别针,需要时备软枕。

(4) 环境准备:方便运送,环境安全。

3. 实施

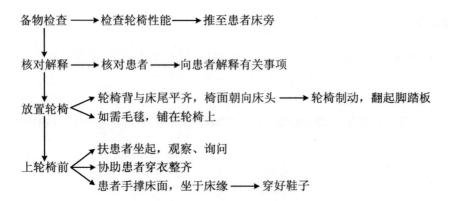

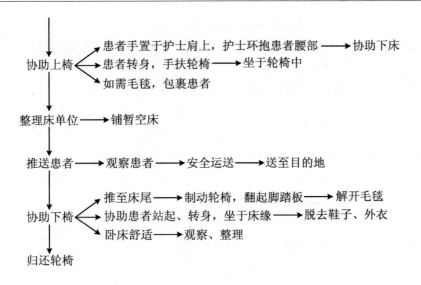

4. 评价

(1) 在运送患者的过程中,能够做到动作轻稳、体贴,保证安全。
(2) 在运送过程中,能够观察患者的病情变化,避免造成损伤等。
(3) 操作中能和谐有效地进行护患沟通,体现对患者的人文关怀。
(4) 操作程序熟练,动作规范、轻柔。
(5) 操作时间在 8 min 内。

任务二　平车运送患者法

【目的】
运送病情较重的卧床患者入院、出院、做检查、治疗、手术等。

【操作流程】

1. 评估

(1) 患者评估:患者的一般情况,如生命体征、病情、意识状态、体重;患者的活动耐力及合作程度;患者的自理能力、治疗及各种管路情况等。
(2) 用物评估:平车各部件性能完好,用物齐全。
(3) 环境评估:环境宽敞,无障碍物。

2. 计划

(1) 护士准备:衣帽整齐,洗手,戴口罩。

(2) 患者准备：了解搬运和平车的运送方法及配合事项。

(3) 用物准备：平车（上铺床单，按季节确定是否加铺褥垫），枕头、毛毯或棉被，必要时备中单。对于骨折患者，应备木板于平车上。

(4) 环境准备：移开障碍物，环境宽敞，便于操作。

3. 实施

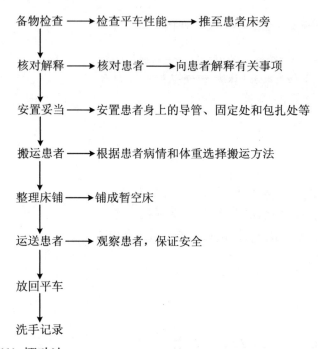

(1) 挪动法：

移床旁桌椅，松盖被 ──→ 平车与床平行，大轮靠床头 ──→ 制动 ──→ 患者移向平车（上半身、臀部、下肢）──→ 头卧于大轮端 ──→ 盖好盖被

(2) 一人搬运法：

移床旁桌椅，松盖被、穿衣 ──→ 平车大轮靠床尾 ──→ 与床成钝角 ──→ 制动 ──→ 搬运者一臂从腋下，一臂从臀下置于患者对侧 ──→ 患者双臂交握于搬运者颈后 ──→ 抱放于平车中央 ──→ 盖好盖被

(3) 两人搬运法：

移床旁桌椅，松盖被、穿衣 ──→ 平车大轮靠床尾 ──→ 与床成钝角 ──→ 制动 ──→ 患者移至床边，上肢交叉于胸前 ──→ 搬运者甲手臂托头、颈、肩和腰，乙托臀和膝 ──→ 同侧同时抬起 ──→ 放于平车中央 ──→ 盖好盖被

(4) 三人搬运法：

移床旁桌椅，松盖被、穿衣 ──→ 平车大轮靠床尾 ──→ 与床成钝角 ──→ 制动 ──→ 患者移至床边，上肢交叉于胸前 ──→ 搬运者甲手臂托头、颈、肩和腰，乙托臀和膝腰、臀，丙托膝、双足 ──→ 同侧同时抬起 ──→ 放于平车中央 ──→ 盖好盖被

(4) 四人搬运法：

移床旁桌椅，松盖被 ⟶ 臀腰下铺中单 ⟶ 平车与床平行，大轮靠床头 ⟶ 制动 ⟶ 甲在床头托头颈肩，乙在床尾托双腿，丙、丁在床及平车两侧抓中单 ⟶ 同时抬起，放于平车 ⟶ 盖好盖被

4. 评价

（1）搬运患者时，动作能够协调一致，遵循节力原则。

（2）在搬运和运送过程中，能够做到观察患者的病情和面色、呼吸变化，能够注意保证患者的安全。

（3）操作中能和谐有效地进行护患沟通，体现对患者的人文关怀。

（4）操作程序熟练，动作规范、轻柔。

（5）操作时间在 8 min 内。

实训三　患者卧位的安置、变换及约束带的使用

实训目标

（1）掌握九大卧位的安置方法及适用对象,掌握约束带的使用方法及适用对象。

（2）根据病情和患者的实际需要,按正确的方法协助患者变换卧位。

（3）协助患者安置卧位及变换卧位的过程中,动作轻柔、保证安全。使用约束带时应主要保护和尊重患者。

（4）在进行卧位的安置和变换时能遵循人体力学原理进行操作。

（5）在实训中能体现关心、爱护、尊重患者的态度和团队合作精神。

实训学时

卧位的安置、变换及约束带的使用实训 4 学时。

实训设计

1. 集体备课

课前教师集体备课,明确任务,设计实训方法,统一操作流程。

2. 教师示教

根据课程进度安排,教师每次运用 1 学时示教操作程序,动作规范,强调细节。

3. 课上练习

学生每 6 人一组,每组 1 套操作用物,进行基本操作练习,教师进行个别或集中辅导,及时纠正错误。

4. 学生回示

按小组抽查学生回示操作,学生讨论,教师点评,以强化正确的动作技能和操作要领。

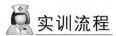 实训流程

任务一　卧位安置法

【目的】

增加舒适感,满足检查、治疗和护理的需要。

【操作流程】

1. 评估

(1) 患者评估:患者的一般情况,如年龄、病情、意识、自理能力及心肺功能状况;诊疗的需要、心理状况及配合程度。

(2) 用物评估:用物齐全。

(3) 环境评估:病室整洁、宽敞,温度适宜,光线充足。

2. 计划

(1) 护士准备:衣帽整齐,洗手,戴口罩。

(2) 患者准备:患者了解卧位安置的目的和方法,愿意配合。

(3) 用物准备:枕头、靠背架、支腿架、支托物、跨床小桌等。

(4) 环境准备:环境整洁,光线明亮,关闭门窗,必要时以屏风遮挡。

3. 实施

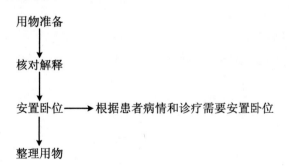

↓
洗手记录

主要卧位方法有以下几种：

(1) 仰卧位：
① 去枕仰卧位：去枕仰卧，头偏一侧，枕横立于床头；
② 中凹卧位：头胸抬高 10°~20°，小腿及足部抬高 20°~30°；
③ 屈膝仰卧位：仰卧，两腿屈膝稍分开。

(2) 侧卧位：
侧卧 ⟶ 两臂屈肘 ⟶ 一手放于胸前，一手放于枕旁 ⟶ 上腿弯曲，下腿伸直 ⟶ 胸腹部、背、两膝间放枕支撑

(3) 半坐卧位：
侧卧 ⟶ 床头支架摇起 30°~50° ⟶ 摇起床尾支架 ⟶ 足下放一软枕 ⟶ 放平时，先床尾后床头

(4) 端坐位：
侧卧 ⟶ 床头支架摇起 70°~80° ⟶ 床上放跨床小桌 ⟶ 桌上放软枕 ⟶ 患者身体前倾，枕于桌上

(5) 俯卧位：
俯卧，头偏一测 ⟶ 两臂屈于头两侧 ⟶ 胸下髋部及脚踝放枕

(6) 头高足低位：
仰卧 ⟶ 床头垫高 15~30 cm ⟶ 枕横立于床尾

(7) 头低足高位：
仰卧 ⟶ 枕头横立于床头 ⟶ 床尾垫高 15~30 cm

(8) 膝胸位：
跪卧，大腿与床铺垂直 ⟶ 胸贴床面，腹部悬空 ⟶ 臀部抬高 ⟶ 头偏一侧，双臂放于头两侧

(9) 截石位：
仰卧 ⟶ 双腿分开放于支腿架 ⟶ 臀部与台边平齐

4. 评价

(1) 操作熟练，能根据患者情况正确选择合适的卧位。
(2) 能够运用节力原则，做到省力。
(3) 能在安置卧位时注意观察患者情况。
(4) 操作中能和谐有效地进行护患沟通，体现对患者的人文关怀。
(5) 操作程序熟练，动作规范、轻柔。
(6) 操作时间在 5 min 内。

任务二　变换卧位法

【目的】

(1) 增加舒适感,满足诊疗和护理的需要。
(2) 预防因长期卧床所致的并发症。
(3) 满足患者身心需要。

【操作流程】

1. 评估

(1) 患者评估:患者年龄、病情、体重、自理能力、变换卧位的原因;意识状况、身体活动能力、配合能力等。
(2) 用物评估:用物齐全。
(3) 环境评估:病室整洁,温度适宜,光线充足。

2. 计划

(1) 护士准备:衣帽整齐,洗手,戴口罩。
(2) 患者准备:患者了解变换卧位的目的和方法,愿意配合。
(3) 用物准备:软枕、翻身记录卡等。
(4) 环境准备:环境整洁,光线明亮,关闭门窗,必要时以屏风遮挡。

3. 实施

(1) 协助患者移向床头法:

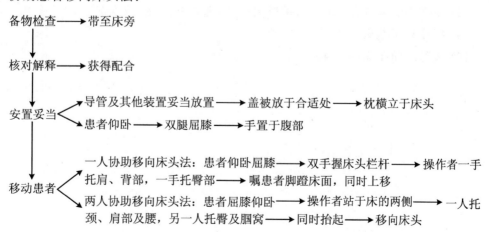

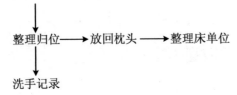

(2) 协助患者翻身侧卧法：

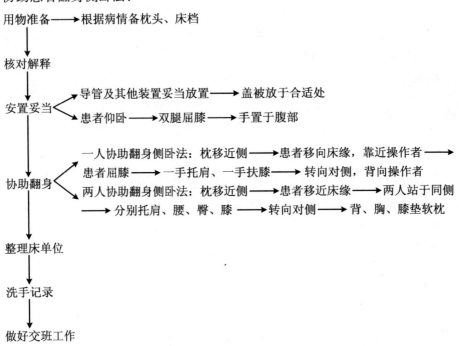

4. 评价

(1) 能正确协助患者变换卧位，能在操作中正确运用节力原则。

(2) 能做到保证患者安全和舒适，并注意保暖。

(3) 移动患者时动作轻稳、协调一致，不拖拉患者。

(4) 操作中能和谐有效地进行护患沟通，体现对患者的人文关怀。

(5) 操作程序熟练，动作规范、轻柔。

(6) 操作时间在 5 min 内。

任务三　约束带的使用

【目的】

(1) 防止小儿高热、谵妄、昏迷、躁动及危重患者发生意外,确保患者安全。

(2) 约束患者身体或肢体的活动,确保治疗、护理顺利进行。

【操作流程】

1. 评估

(1) 患者评估:患者的年龄、病情、意识、肢体活动度;约束部位皮肤的情况;需要使用约束带的类型和时间;对约束带使用的了解情况及配合程度。

(2) 用物评估:根据患者情况备齐用物。

(3) 环境评估:病室整洁、宽敞,温度适宜,光线充足。

2. 计划

(1) 护士准备:衣帽整齐,洗手。

(2) 患者准备:了解约束带的使用方法及重要性,愿意配合使用。

(3) 用物准备:约束带、棉垫,需要时备床档。

(4) 环境准备:环境宽敞,光线明亮,温度适宜,必要时移开床旁桌椅。

3. 实施

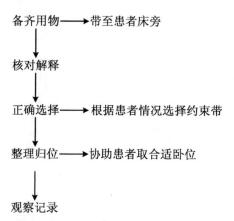

根据患者情况选择束约带的方法有以下几种:

(1) 宽绷带约束法:

打成双套结 ⟶ 套在棉垫外稍拉紧 ⟶ 套在棉垫外稍拉紧 ⟶ 约束肢体,松紧合适 ⟶ 固

定于床缘

(2) 肩部约束带：

肩部套进袖筒──→腋窝衬棉垫──→袖筒细带打结固定于胸前──→宽长带固定于床头

(3) 膝部约束带：

两膝衬棉垫──→约束带横放于膝上──→两头带各固定一膝关节──→宽带固定于床缘

(4) 尼龙搭扣约束带：

放于约束关节处──→对合尼龙搭扣──→松紧适宜──→系带系于床缘

4. 评价

(1) 能正确使用各种约束带，保证患者安全。

(2) 能做到约束带的松紧度合适，保证局部血液循环。

(3) 能及时记录约束带使用的时间、观察结果及解除时间。

(4) 操作中能和谐有效地进行护患沟通，体现对患者的人文关怀。

(5) 操作程序熟练，动作规范、轻柔。

(6) 操作时间在 5 min 内。

实训四　无菌技术操作

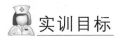
实训目标

(1) 掌握无菌技术操作的目的及注意事项。
(2) 熟练完成无菌技术操作。
(3) 操作过程中,动作规范。
(4) 遵循无菌技术操作原则。

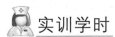
实训学时

无菌技术操作实训 6 学时。

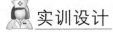
实训设计

以操作流程和操作评分标准指导教与学实训。

1. 集体备课

课前教师集体备课,明确任务,设计实训方法,统一操作流程。

2. 教师示教,观看视频

通过示教及观看视频使学生对无菌技术有整体了解,建立直观的感性认识,熟悉操作流程的细节技巧,形成初始的动作技能的记忆。根据课程进度安排,教师每次运用 2 学时示教无菌技术操作的操作程序,动作规范,强调细节。

3. 课上练习

学生每 6 人一组,每组 1 套操作用物,进行基本操作练习,教师进行个别或集中辅导,及时纠正错误。

4. 学生回示

按小组抽查学生回示操作,学生讨论,教师点评,以强化正确的动作技能和操作要领。

5. 课外练习

开放实训室,以小组为单位进行强化训练,做到熟练掌握无菌技术操作流程,动作规范。

6. 技能考核

教师平时采用分小组抽人考核的方法,考核完分别指出每位学生在操作中存在的问题,对于共性问题教师需及时进行归纳、总结,并集中向学生强调问题产生的原因。期中、期末采用一对一抽签考核的方式,测试学生掌握技能的程度。

 实训流程

【目的】
保持无菌物品及无菌区域不被污染,防止病原微生物传播给他人。

【操作流程】

1. 评估

(1) 用物评估:用物是否齐全,灭菌是否合格,在有效期内,摆放合理。

(2) 环境评估:环境安静、整洁、宽敞、明亮,操作前 30 min 无人进行打扫、换单等操作。

2. 计划

(1) 护士准备:衣帽整齐,指甲已修剪,洗手,戴口罩。

(2) 用物准备:治疗盘 2 个、无菌持物钳及容器、无菌持物镊及容器、无菌治疗巾包、无菌治疗碗包、无菌方盒内置两把血管钳、无菌手套、无菌纱布缸、无菌溶液、无菌棉签、消毒液、弯盘;治疗车、消毒手溶液、医用垃圾桶、生活垃圾桶、笔。

(3) 环境准备:环境清洁、宽敞,操作前 30 min 无人进行打扫、换单等操作,减少人员走动,避免尘土飞扬。

3. 实施

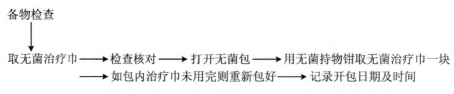

铺无菌盘 ⟶ 双手捏住无菌治疗巾一边两角，轻轻抖开，双铺于治疗盘上，内面为无菌面 ⟶ 将上层无菌巾呈扇形折至对侧 ⟶ 开口向外（无菌面向上）⟶ 取无菌血管钳、无菌纱布放入盘内 ⟶ 然后将开口处向上翻着两次，两侧边缘分别向下折一次，露出治疗盘边缘 ⟶ 记录铺盘的日期及时间

倒取无菌溶液 ⟶ 检查质量（认真核对瓶签上的药名、浓度、剂量和有效期，检查瓶盖有无松动，瓶身有无裂缝，溶液有无浑浊、沉淀或变色等）⟶ 用开瓶器撬开瓶盖，消毒瓶塞 ⟶ 待干后用无菌纱布包住瓶盖，打开瓶盖 ⟶ 手持溶液瓶，标签朝向掌心 ⟶ 先倒出少量溶液于弯盘内 ⟶ 旋转冲洗瓶口，在冲洗瓶口原处，倒取所需溶液于无菌容器内，盖好瓶塞 ⟶ 在瓶签处注明开瓶日期及时间

戴脱无菌手套 ⟶ 检查核对手套袋外的号码、灭菌日期，包装是否完整干燥 ⟶ 将手套袋平放于清洁、干燥的桌面上打开 ⟶ 两手同时掀起手套袋开口处，用一手拇指和食指同时捏住两只手套的反折部分 ⟶ 取出手套将两只手套五指对准，先戴一只手 ⟶ 再用已经戴手套的手指插入另一只手套的反折内面，同法将手套戴好 ⟶ 将手套的翻边扣套在工作衣袖外面，双手交叉对合检查是否漏气，并调整手套位置 ⟶ 操作完毕，洗净血渍、污渍 ⟶ 用戴着手套的手捏住另一手套腕部外面，翻转脱下 ⟶ 再将脱下手套的手指伸入另一手套内，捏住内面边缘将手套向下翻转脱下

整理用物

洗手记录

4. 评价

（1）在操作中能遵循无菌技术操作原则，严格执行查对制度。
（2）无菌盘整齐，操作中无污染，记录铺盘时间正确。
（3）取用无菌物品的方法正确，无污染。
（4）认真检查无菌溶液质量，正确倒取无菌溶液。
（5）戴脱无菌手套方法正确，无污染。
（6）操作程序熟练，动作规范。
（7）操作时间在 8 min 内。

实训五　隔离技术

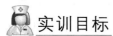 实训目标

(1) 掌握隔离技术的操作目的及注意事项。
(2) 熟练完成穿脱隔离衣技术。
(3) 操作过程中,动作规范。
(4) 遵循隔离操作原则。

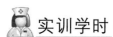 实训学时

隔离技术操作实训 3 学时。

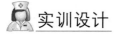 实训设计

以操作流程和操作评分标准指导教与学实训。

1. 集体备课

课前教师集体备课,明确任务,设计实训方法,统一操作流程。

2. 教师示教、观看视频

通过示教及观看视频使学生对隔离技术有了整体了解,建立直观的感性认识,熟悉操作流程的细节技巧,形成初始的动作技能的记忆。根据课程进度安排,教师每次运用 1 学时示教穿脱隔离衣的操作程序,动作规范,强调细节。

3. 课上练习

学生每 6 人一组,每组 1 套操作用物,进行基本操作练习,教师进行个别或集中辅导,及时纠正错误。

4. 学生回示

按小组抽查学生回示操作,学生讨论,教师点评,以强化正确的动作技能和操作要领。

5. 课外练习

开放实训室,以小组为单位进行强化训练,做到熟练掌握隔离技术操作流程,动作规范。

6. 技能考核

教师平时采用分小组抽人考核的方法,考核完分别指出每位学生存在的问题,对于共性问题教师需及时进行归纳、总结,并集中向学生强调问题产生的原因。期中、期末采用一对一抽签考核的方式,测试学生技能掌握程度。

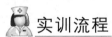 实训流程

【目的】

(1) 保护工作人员和患者免受病原体的侵袭。
(2) 防止病原微生物播散,避免交叉感染。

【操作流程】

1. 评估

(1) 患者评估:患者病情,目前采取的隔离种类、隔离措施等。
(2) 用物评估:用物齐全,摆放合理。
(3) 环境评估:整洁、宽敞、安全。

2. 计划

(1) 护士准备:穿好工作服、工装裤,戴隔离帽、口罩,取下手表,卷袖过肘关节或前臂中部(冬季),剪指甲,洗手。
(2) 用物准备:隔离衣、挂衣架、避污纸、消毒手的设备、消毒手溶液、污衣袋。
(3) 环境准备:整洁、宽敞、安全,物品放置合理。

3. 实施

(1) 穿隔离衣:

备物检查

持领取衣 ⟶ 手持衣领取下隔离衣 ⟶ 将衣领两端向外折齐，露出袖子内口
　　　　⟶ 使清洁面向自己

穿好衣袖 ⟶ 右手持衣领穿左袖 ⟶ 再穿右袖、齐上抖

扣好领扣 ⟶ 两手持衣领 ⟶ 由领子中央向后理顺衣领边，扣上领扣（污染的
　　　　　袖口不可触及衣领、面部和帽子）

扣好袖扣 ⟶ 扣好袖扣或系上袖带（此时手已经被污染）

折襟系带 ⟶ 解开腰带活结 ⟶ 将隔离衣一边渐向前拉，见到边缘后用侧手捏住衣外面
　　　　边缘。同样，捏住另一侧 ⟶ 双手在背后将边缘对齐，向一侧折叠并以一手按住
　　　　⟶ 另一手将同侧腰带拉至背后压住折叠处，换手拉另一侧腰带 ⟶ 双手将腰带
　　　　在背后交叉，再回到前面打一活结

（2）脱隔离衣：

松解腰带 ⟶ 松解腰带，在前面打一活结

解扣塞袖 ⟶ 解开袖口 ⟶ 在肘部将部分衣袖塞入工作服袖子下，勿使衣袖外面
　　　　　塞入袖子内

消毒双手 ⟶ 湿润双手 ⟶ 用手刷蘸消毒液，按前臂 ⟶ 腕部 ⟶ 手背 ⟶
　　　　手掌 ⟶ 手指 ⟶ 指缝 ⟶ 指甲顺序刷手后，用清水冲净 ⟶ 按上述
　　　　顺序再刷洗一遍 ⟶ 每只手刷 30 s，两遍共刷 2 min ⟶ 取小毛巾或纸巾
　　　　擦干（毛巾的对角向下）

解开领扣

脱下衣袖 ⟶ 一手伸入另一侧袖口内，拉下衣袖裹住手 ⟶ 再用裹住的手握住另一
　　　　衣袖的外面将袖子拉下 ⟶ 两手在袖子内对齐衣袖，并轮换从袖管中退至衣肩
　　　　⟶ 右手握住两肩缝，先退出左手，再用左手握住衣领，退出右手

整理记录

4. 评价

（1）在操作中能遵循隔离技术操作原则。

（2）隔离观念强，操作者、环境、物品无污染。

（3）手的消毒方法正确，冲洗彻底，隔离衣未被溅湿。

（4）操作程序熟练，动作规范。

（5）操作时间在 8 min 内。

实训六 口腔护理

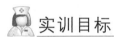 实训目标

（1）掌握口腔护理操作目的及注意事项。
（2）掌握常用漱口液名称及作用。
（3）熟练完成口腔护理技术。
（4）操作过程中，动作规范，传染病患者按照消毒隔离原则处理。

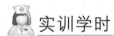 实训学时

口腔护理操作实训 3 学时。

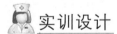 实训设计

以操作流程和操作评分标准指导教与学实训。

1. 集体备课

课前教师集体备课，明确任务，设计实训方法，统一操作流程。

2. 教师示教、观看视频

通过示教及观看视频使学生对口腔护理技术有整体了解，建立直观的感性认识，熟悉操作流程的细节技巧，形成初始的动作技能的记忆。根据课程进度安排，教师每次运用 1 学时示教口腔护理的操作程序，动作规范，强调细节。

3. 课上练习

学生每 6 人一组，每组 1 套操作用物，进行基本操作练习，教师进行个别或集中辅导，及时纠正错误。

4. 学生回示

按小组抽查学生回示操作,学生讨论,教师点评,以强化正确的动作技能和操作要领。

5. 课外练习

开放实训室,以小组为单位进行强化训练,做到熟练掌握口腔护理流程,动作规范。

6. 技能考核

教师平时采用分小组抽人考核的方法,考核完分别指出每位学生存在的问题,对于共性问题教师需及时进行归纳、总结,并集中向学生强调问题产生原因。期中、期末采用一对一抽签考核的方式,测试学生掌握技能的程度。

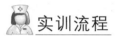

实训流程

【目的】

(1) 保持口腔清洁、湿润,使患者舒适,预防口腔感染等并发症的发生。
(2) 防止口臭,增进食欲,保持口腔正常功能。
(3) 观察口腔黏膜、舌苔的变化及特殊的口腔气味,提供病情变化的信息,协助疾病诊断。

【操作流程】

1. 评估

(1) 患者评估:口唇的色泽、湿润度、有无干裂、出血、疱疹等;口腔黏膜的颜色,有无溃疡、疱疹及渗出液;牙齿是否齐全,有无义齿、龋齿、牙垢;牙龈颜色是否正常,有无溃疡、肿胀、萎缩或出血;舌及腭部的颜色,有无肿胀、舌面积垢;口腔有无异常气味,评估患者全身自主活动能力和口腔清洁的自理能力,配合口腔护理的程度,评估患者对保持口腔卫生重要性及预防口腔疾病知识的了解情况,对清洁口腔正确方法的认识和掌握程度。

(2) 用物评估:用物齐全,均在有效期内。
(3) 环境评估:安静、整洁、宽敞、明亮,适宜操作。

2. 计划

(1) 护士准备:衣帽整洁,洗手,戴口罩。
(2) 患者准备:患者了解口腔护理的目的、方法及配合要点,愿意合作。
(3) 用物准备:
① 治疗盘内备:治疗碗(内盛含有漱口溶液的棉球不少于16个、弯血管钳、镊子)、压舌板、治疗巾、纱布(以上物品可用一次性口腔护理包,漱口溶液临时倒取)、弯盘、漱口杯、吸水

管、棉签、消毒手溶液、手电筒,需要时备开口器。

② 外用药:按需要准备,常用的有液状石蜡、冰硼散、锡类散、西瓜霜、金霉素甘油、制霉菌素甘油等。根据患者情况备漱口溶液。

(4) 环境准备:病室安静、整洁、宽敞、光线充足。

3. 实施

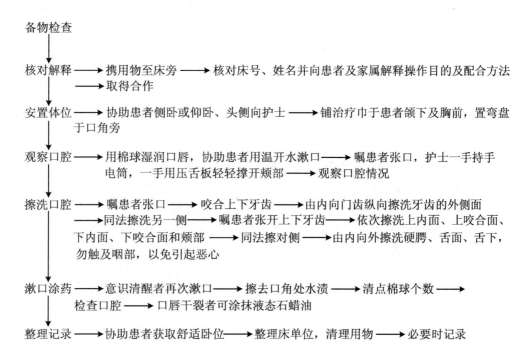

4. 评价

(1) 擦洗顺序正确,方法得当。

(2) 操作中能和谐有效地进行护患沟通,体现对患者的人文关怀。

(3) 操作程序熟练,动作规范、轻柔。

(4) 操作时间在 10 min 内。

实训七　床上洗发

实训目标

（1）掌握床上洗发操作目的及注意事项。
（2）熟练完成床上洗发操作。
（3）操作过程中，动作轻柔，关心爱护患者，护患沟通有效。

实训学时

床上洗发操作实训 2 学时。

实训设计

以操作流程和操作评分标准指导教与学实训。

1. 教师示教

根据课程进度安排，教师每次运用 1 学时示教床上洗发的操作程序，动作规范，强调细节。

2. 课上练习

学生每次 6 人一组，每组 1 套操作用物，进行基本操作练习，教师进行个别或集中辅导，及时纠正错误。

3. 学生回示

按小组抽查学生回示操作，学生讨论，教师点评，以强化正确的动作技能和操作要领。

实训流程

【目的】

(1) 去除头皮屑及污物,清洁头发,消除头发异味,减少感染机会。

(2) 按摩头皮,促进头部血液循环,利于头发的生长和代谢。

(3) 增加患者舒适感,维护患者的自尊和自信,增进其身心健康。

【操作流程】

1. 评估

(1) 患者评估:评估头发的分布、长度、清洁状况、有无光泽等;头发的脆性与韧性、干湿度、尾端有无分叉;头皮有无瘙痒、破损、病变或皮疹等;评估患者是否卧床,有无肢体活动受限,有无自行梳发或洗发的能力,梳发或洗发时需要部分协助还是完全协助;评估患者及家属对头发清洁护理重要性和相关知识的了解程度,如梳发、洗发的正确方法及头发护理用具的选择等。

(2) 用物评估:用物齐全、安全,符合操作要求。

(3) 环境评估:安静、整洁、温湿度适宜。

2. 计划

(1) 护士准备:衣帽整洁,修剪指甲,洗手,戴口罩。

(2) 患者准备:了解洗发的目的、方法及配合要点,愿意合作。

(3) 用物准备:

① 马蹄形垫法洗发:治疗车上备橡胶马蹄形垫或自制马蹄形卷;治疗盘内置小橡胶单、毛巾、浴巾纱布或眼罩、别针、棉球(2只,以不吸水为宜)、洗发液、梳子、镜子、纸袋、护肤品。水壶(内盛40~45 ℃热水)、量杯、污水桶、消毒手溶液。必要时备电吹风。

② 扣杯法洗发:脸盆、搪瓷杯各1只,毛巾两条,橡胶管1根。其余用品同马蹄形垫洗发。

③ 洗头车洗发:洗头车。其余用品同马蹄形垫洗发。

(4) 环境准备:病室安静、整洁、明亮。必要时关闭门窗,调节室温。

3. 实施

(1) 马蹄形垫法洗发:

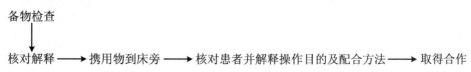

移开桌椅 ——→ 调节室温(24±2)℃ ——→ 移开床旁桌椅 ——→ 用物放在方便取用处

安置体位 ——→ 垫小橡胶单及浴巾于枕上 ——→ 松开患者衣领向内反折 ——→ 将毛巾围于颈部，用别针固定

放置垫槽 ——→ 置马蹄形垫于患者后颈部，头部在槽中 ——→ 槽口下部接污水盆

保护眼耳 ——→ 用棉球塞两耳 ——→ 纱布遮盖双眼或嘱咐患者闭上眼睛

洗净头发 ——→ 将水壶内的热水倒入量杯内 ——→ 先用少许热水于患者头部试温，询问患者感觉 ——→ 用热水充分湿润头发 ——→ 再将洗发液均匀涂遍头发，用指腹反复揉搓头皮和头发 ——→ 方向由发际向头顶部、再至枕后 ——→ 梳去脱落的头发置于纸袋中 ——→ 用热水冲净头发

擦净梳发 ——→ 洗发毕，解下颈部毛巾包住头发，一手托头，一手撤去马蹄形垫 ——→ 协助患者仰卧于床正中，将枕头、橡胶单、浴巾一并从肩下移至头部 ——→ 取下眼部的纱布及耳内棉球，擦干面部。酌情涂抹护肤品 ——→ 用包头的毛巾揉搓头发，再用再用浴巾或电吹风吹干头发 ——→ 梳理发型，使患者整洁、舒适

整理记录 ——→ 撤去用物，协助患者躺卧舒适，询问患者感受 ——→ 整理床铺，还原床旁桌椅，清理用物 ——→ 记录

(2) 扣杯法洗发：

脸盆一只 ——→ 盆底放一块毛巾 ——→ 倒扣一只搪瓷杯 ——→ 杯子上垫一块四折的毛巾 ——→ 使患者头部枕于毛巾上 ——→ 脸盆内置一橡胶管 ——→ 下接污水桶 ——→ 其他操作步骤同马蹄形垫法

(3) 洗头车洗发：

洗头车置于床旁 ——→ 患者枕于洗头车上 ——→ 其他操作步骤同马蹄形垫法

4. 评价

(1) 洗发顺序正确，方法得当。
(2) 沟通有效，动作轻柔，保证患者安全。
(3) 保护患者自尊，满足身心需要。
(4) 操作程序熟练，动作规范、轻柔。
(5) 操作时间在 12 min 内。

实训八　床上擦浴

实训目标

(1) 掌握床上擦浴的操作目的及注意事项。
(2) 熟练完成床上擦浴操作。
(3) 操作过程中,动作轻柔,关心爱护患者,护患沟通有效。

实训学时

床上擦浴操作实训 2 学时。

实训设计

以操作流程和操作评分标准指导教与学实训。

1. 教师示教

根据课程进度安排,教师每次运用 20 min 示教床上擦浴的操作程序,动作规范,强调细节。

2. 课上练习

学生每 6 人一组,每组 1 套操作用物,进行基本操作练习,教师进行个别或集中辅导,及时纠正错误。

3. 学生回示

按小组抽查学生回示操作,学生讨论,教师点评,以强化正确的动作操作要领。

实训流程

【目的】

(1) 去除皮肤污垢,保持皮肤清洁,使患者舒适。

(2) 促进皮肤血液循环,增强皮肤的排泄功能,预防皮肤感染、压疮等并发症的发生。

(3) 观察和了解患者的情况,满足患者的身心需要。

(4) 协助患者活动肢体,防止关节僵硬和肌肉挛缩等并发症的发生。

【操作流程】

1. 评估

(1) 患者评估:患者皮肤情况,如皮肤清洁度、颜色、温湿度、柔软度、厚度、弹性、感觉功能,有无水肿、破损,有无斑点、丘疹、水疱和硬结等改变;患者病情、意识状态、肢体活动能力、自理能力;患者的清洁习惯;患者及家属对皮肤清洁卫生知识的了解程度和要求。

(2) 用物评估:用物齐全、安全,符合操作要求。

(3) 环境评估:安静、整洁、温湿度适宜。

2. 计划

(1) 护士准备:衣帽整洁,洗手,戴口罩。

(2) 患者准备:了解床上擦浴的目的、方法及配合要点,愿意合作;病情稳定,皮肤情况较好。

(3) 用物准备:治疗车上备脸盆、足盆各1只,水桶两只(一桶盛50～52 ℃热水,一桶接污水);治疗盘内置毛巾(两条)、浴巾、小橡胶单、浴皂或浴液、梳子、小剪刀、50%乙醇、润滑剂、清洁衣裤和被服、消毒手溶液。需要时备便盆和便盆巾、屏风。

(4) 环境准备:关好门窗,调节室温至22～26 ℃。必要时以屏风或床帘遮挡。

3. 实施

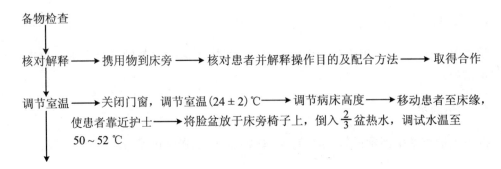

清洗面部 ──→ 将微湿的热毛巾包在右手上呈手套式擦洗 ──→ 擦洗眼部(先擦内眦,后擦外眦),同法擦洗另一侧 ──→ 洗脸、鼻、颈部(手套式持巾,依"3"字形擦洗一侧额部、面颊部、鼻翼、人中、耳后、下颌直至颈部;同法,擦洗另一侧)
　　　　　　──→ 然后用较干的毛巾再擦洗一遍

擦洗上肢 ──→ 脱去上衣(先脱近侧,后脱远侧,如有外伤,先脱健侧,再脱患侧) ──→ 将浴巾铺于一侧上肢下,一手支托患者肘部及前臂,另一手由远心端向近心端擦洗 ──→ 同法擦洗另一侧上肢

擦洗双手 ──→ 将患者双手浸泡在盆内热水中,洗净、擦干

擦洗胸腹 ──→ 将浴巾铺于患者胸腹部,一手略掀起浴巾,一手依次擦洗胸部及腹部

擦洗背部 ──→ 协助患者侧卧,背向护士,浴巾铺于患者背侧下 ──→ 依次擦洗后颈、背部和臀部,擦洗后根据情况用50%乙醇按摩受压部位 ──→ 协助患者穿上清洁上衣(先穿对侧后穿近侧,如肢体有外伤,先穿患侧,后穿健侧) ──→ 安置患者平卧

擦洗下肢 ──→ 脱下裤子将浴巾一半铺于一侧腿下,另一半覆盖腿上 ──→ 依次擦洗一侧髋部、大腿、小腿,并以浴巾轻拍或拭干 ──→ 同法擦洗另一侧下肢 ──→ 擦洗时,一般用热水擦净,浴巾擦干即可,同时要及时换水,洗净毛巾

泡洗双足 ──→ 协助患者两腿屈膝,置小橡胶单、浴巾于患者脚下,足盆放于小橡胶单上 ──→ 护士把持足盆,一手将患者两脚分别轻放于盆内热水中浸泡、洗净 ──→ 移去足盆及小橡胶单,两脚放于浴巾上擦干

擦洗会阴 ──→ 铺浴巾于患者臀下 ──→ 协助或指导患者清洗会阴部,女患者由耻骨联合向肛门方向清洗 ──→ 为患者换上清洁的裤子

整理记录 ──→ 根据患者需要,给患者梳发、修剪指甲,用50%乙醇按摩足跟、内外踝,更换好床单等 ──→ 安置患者舒适卧位 ──→ 清理用物,记录

4. 评价

(1) 擦洗顺序正确,方法得当。
(2) 护患之间沟通有效,操作中关心爱护患者。
(3) 操作程序熟练,动作规范、轻柔。
(4) 操作时间在 20 min 内。

实训九 鼻 饲 法

实训目标

（1）使学生掌握鼻饲的操作方法及进行鼻饲的注意事项。
（2）加深对鼻饲的理解和综合运用的能力。
（3）培养学生分析问题、解决问题的独立工作能力。

实训学时

鼻饲法实训 3 学时。

实训设计

1. 案例引入

以案例引导，以任务为载体，将课堂与临床有机结合。

2. 教师示教

根据课程进度安排，教师每次运用 1 学时示教鼻饲法的操作程序，动作规范，强调细节。

3. 分组练习

学生每 6 人一组，每组 1 套操作用物，进行基本操作练习，教师进行个别或集中辅导，及时纠正错误。

4. 学生反馈

请学生演示操作，再以小组为单位，进行讨论，矫正错误操作，针对共性问题重点讨论。

5. 课外练习

开放实训室,以小组为单位进行强化训练,做到熟悉操作流程,动作规范。

6. 技能考核

教师平时采用分小组抽人考核的方法,考核完分别指出每位学生存在的问题,对于共性问题教师需及时进行归纳、总结,并集中向学生强调问题产生的原因。期中、期末采用一对一抽签考核的方式,测试学生技能掌握程度。

  实训流程

【目的】

对昏迷或不能经口进食者,以鼻胃管供给流质食物、水分及药物,以维持患者的营养和治疗的需要。

【操作流程】

1. 评估

(1) 患者评估:患者的一般情况,如年龄、病情、意识状态,告知患者鼻饲法是安全操作,取得患者配合。

(2) 用物评估:用物均灭菌合格,在有效期内。

(3) 环境评估:安静、整洁、宽敞、明亮。

2. 计划

(1) 护士准备:衣帽整齐,洗手,戴口罩。

(2) 患者准备:了解鼻饲的目的及配合要点。

(3) 用物准备:消毒胃管、压舌板、50 ml 注射器、治疗碗 2 个(分别盛有鼻饲液和温开水、温度 38~40 ℃)、治疗巾、纱布、镊子或止血钳、手消毒液、石蜡油、松节油、弯盘、棉签、胶布、夹子或橡皮圈、别针、听诊器、手电筒;治疗车、生活垃圾桶、医疗垃圾桶。

(4) 环境准备:病室光线充足,安静、整洁,无异味。

3. 实施

(1) 插入胃管的方法:

备物检查
↓
协助卧位 ⟶ 根据病情,帮助患者取坐位、半坐卧位或仰卧位,昏迷患者去枕仰卧

铺巾置盘 → 于患者下颌处铺巾，于口角处放弯盘，准备胶布

清洁鼻腔 → 观察鼻腔，选择通畅一侧，用棉签清洁

测长标记
① 发际到剑突的距离
② 鼻尖至耳垂再到剑突的距离，成人插管长度约为 45～55 cm

润管插入
① 将胃管末端接无菌注射器回抽，可抽出胃液
② 导管插至咽喉部（14～16 cm 处），嘱患者做吞咽动作
③ 对于昏迷患者，用左手将患者头部托起，使下颌靠近胸骨柄
④ 插管至测量长度

验证胃管
① 石蜡油润滑胃管前端，沿选定侧鼻孔轻轻插入
② 将导管末端放入盛有水的碗中，无气泡溢出
③ 用无菌注射器迅速注入 10 ml 空气，用听诊器听到胃底部有气过水声

胶布固定 → 固定胃管于鼻翼及面颊部

灌注食物 → 先注入温开水，然后灌注流质饮食或药物，再注入少量温开水

反折固定 → 胃管末端反折，用纱布包好，夹紧后用别针固定于患者枕旁

整理记录 → 洗手，记录插管时间、患者的反应、鼻饲液的种类及每餐饮食量

(2) 拔出胃管的方法：

拔管擦拭
置弯盘于患者颌下，用夹子夹紧胃管末端
纱布包裹胃管，在患者呼气时拔管，到咽部时迅速拔出
移出胃管，清洁患者口鼻，协助漱口，取舒适卧位

整理记录 → 拔管时间和患者的反应

4. 评价

(1) 插管一次性成功，无反复。
(2) 根据插管操作情况，及时检查胃管。
(3) 验证胃管在胃内的方法正确。
(4) 注入鼻饲液前后用温开水润管，注入速度缓慢适当。
(5) 操作中能和谐有效地进行护患沟通，体现对患者的人文关怀。
(6) 操作程序熟练，动作规范、轻柔。
(7) 操作时间在 12 min 内。

实训十　导尿术及留置导尿术

实训目标

（1）使学生掌握导尿术方法及注意事项。
（2）培养学生分析问题、解决问题的独立工作能力。
（3）使学生将理论与实践融会贯通。

实训学时

导尿术实训 3 学时，留置导尿术实训 3 学时。

实训设计

1. 案例引入

以案例引导，以任务为载体，采用学做一体的教学方法。

2. 集体备课

任课老师与实训老师集体备课，明确任务，设计实训方法，统一手法，将课堂教学与临床实践紧密结合。

3. 教师示教

利用模型，教师每次运用 1 学时示教导尿术及留置导尿术的操作程序，动作规范，强调细节。

4. 分组练习

学生每 6 人一组，每组 1 套操作用物，进行基本操作练习，教师进行个别或集中辅导，及时纠正错误。

5. 强化训练

在掌握基本操作的基础上,以小组为单位,利用实训室开放的课余时间,反复练习,达到操作流程准确规范。

6. 技能考核

教师平时采用分小组抽人考核的方法,考核完分别指出每位学生存在的问题,对于共性问题教师需及时进行归纳、总结,并集中向学习强调问题产生的原因。期中、期末采用一对一抽签考核的方式,测试学生技能掌握程度。

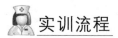 实训流程

任务一 导 尿 术

【目的】

(1) 为尿潴留患者引流出尿液,减轻患者痛苦。

(2) 协助临床诊断,如留取未受污染的尿标本作细菌培养;测膀胱容量、压力及检查残余尿液;进行尿道或膀胱造影等。

(3) 为膀胱肿瘤患者进行膀胱化疗。

【操作流程】

1. 评估

(1) 患者评估:评估患者的病情、临床诊断及患者的身体状况,评估患者膀胱充盈度及局部皮肤情况。

(2) 用物评估:用物均灭菌合格,在有效期内。

(3) 环境评估:安全、保暖,注意保护患者隐私。

2. 计划

(1) 护士准备:衣帽整齐,洗手,戴口罩。

(2) 患者准备:了解导尿的目的、方法、注意事项和配合要点。根据患者的自理能力,嘱其清洁外阴。

(3) 用物准备:橡胶单、中单、0.05%碘伏、初步消毒用物(小方盘、治疗碗、干棉球、止血

钳);再次消毒用物(治疗碗、弯盘、导尿管、干棉球、止血钳 2 把、标本瓶、洞巾、石蜡油棉球置于瓶内);治疗车、手消毒剂、便盆及便盆巾、生活垃圾桶、医疗垃圾桶;大浴巾。

(4) 环境准备:酌情调节室温,关闭门窗,必要时以屏风遮挡。

3. 实施

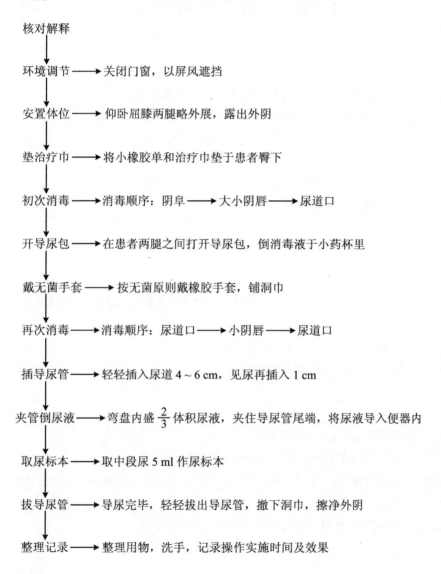

4. 评价

(1) 操作中体现无菌操作原则,严格执行查对制度。

(2) 选择导尿管的粗细要适宜。

(3) 插入及拔出导尿管时,动作要轻、慢、稳。

(4) 操作中能和谐有效地进行护患沟通,注意保护患者隐私。

(5) 操作程序熟练,动作规范、轻柔。

(6) 操作时间在 12 min 内。

任务二　留置导尿术

【目的】

(1) 抢救危重、休克患者时正确记录每小时尿量,测量尿比重。

(2) 为盆腔手术排空膀胱,使膀胱持续保持空虚状态,避免术中误伤。

(3) 某些泌尿系统手术后留置导尿管,便于引流和冲洗,减轻手术切口的张力,促进切口愈合。

(4) 为尿失禁或会阴部有伤口的患者引流尿液,保持会阴部清洁干燥。

(5) 为尿失禁患者行膀胱功能训练。

【操作流程】

1. 评估

(1) 患者评估:评估患者的病情、临床诊断及患者的身体状况,评估患者膀胱充盈度及局部皮肤情况。

(2) 用物评估:用物均灭菌合格,在有效期内。

(3) 环境评估:安全、保暖,注意保护患者隐私。

2. 计划

(1) 护士准备:衣帽整齐,洗手,戴口罩。

(2) 患者准备:了解导尿的目的、方法、注意事项和配合要点。

(3) 用物准备:无菌导尿包 1 个、小橡胶单、治疗巾;治疗车、手消毒剂、便盆及便盆巾、生活垃圾桶、医疗垃圾桶。

(4) 环境准备:酌情调节室温,关闭门窗,必要时以屏风遮挡。

3. 实施

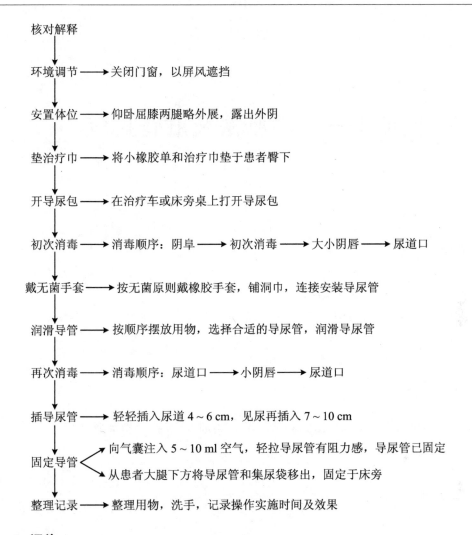

4. 评价

(1) 操作中体现无菌操作原则,严格执行查对制度。
(2) 两次消毒顺序正确,操作方法熟练。
(3) 操作中能和谐有效地进行护患沟通,注意保护患者隐私。
(4) 操作程序熟练,动作规范、轻柔。
(5) 操作时间在 10 min 内。

实训十一　灌肠法及肛管排气

实训目标

(1) 使学生掌握灌肠的方法及注意事项。
(2) 培养学生分析问题、解决问题的独立工作能力。
(3) 加深学生对理论知识的理解。

实训学时

大量不保留灌肠、小量不保留灌肠和清洁灌肠实训 2 学时,保留灌肠实训 1 学时,肛管排气实训 1 学时。

实训设计

1. 集体备课

课前教师集体备课,明确任务,设计实训方法,统一操作流程。

2. 教师示教

根据课程进度安排,教师每次运用 1 学时示教每种灌肠法的操作程序,动作规范,强调细节。

3. 课上练习

学生每 6 人一组,每组 1 套操作用物,进行基本操作练习,教师进行个别或集中辅导,及时纠正错误。

4. 学生回示

按小组抽查学生回示操作,学生讨论,教师点评,以强化正确的动作技能和操作要领。

 实训流程

任务一 大量不保留灌肠

【目的】
(1) 解除便秘、肠胀气。
(2) 清洁肠道,为肠道手术、检查或分娩做准备。
(3) 稀释并清除肠道内的有害物质,减轻中毒。
(4) 灌入低温液体,为高热患者降温。

【操作流程】

1. 评估

(1) 患者准备:评估患者的病情、临床诊断、意识状态、心理状况、排便情况及患者的理解配合能力,评估患者肛周局部皮肤情况。
(2) 用物评估:用物均灭菌合格,在有效期内。
(3) 环境评估:安全、保暖,注意保护患者隐私。

2. 计划

(1) 护士准备:衣帽整齐,洗手,戴口罩。
(2) 患者准备:了解大量不保留灌肠的目的及配合要点。
(3) 用物准备:灌肠液、一次性灌肠器包(灌肠袋、引流管、垫巾、纸巾、手套)、弯盘、水温计、医嘱执行本、速干手消毒剂;治疗车、便盆及便盆巾、生活垃圾桶、医疗垃圾桶。
(4) 环境准备:酌情关闭门窗,以屏风遮挡,保持合适的室温,光线充足。

3. 实施

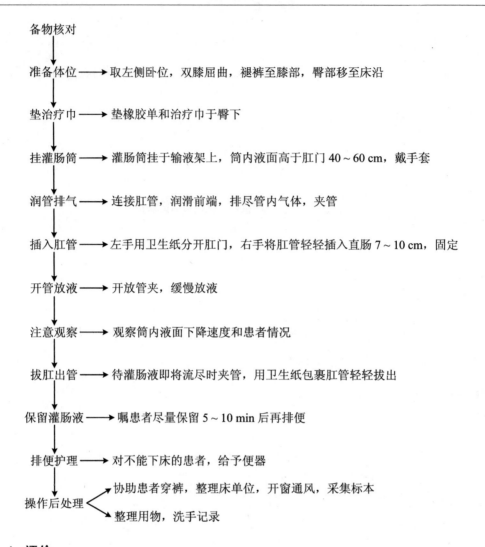

4. 评价

(1) 正确掌握灌肠溶液的种类、量、温度和压力。
(2) 操作方法正确,能保持床单位清洁。
(3) 严密观察病情,能及时处理异常情况。
(4) 操作中能和谐有效地进行护患沟通,体现对患者的人文关怀。
(5) 操作程序熟练,动作规范、轻柔。
(6) 操作时间在 8 min 内。

任务二 小量不保留灌肠

【目的】
(1) 软化粪便,解除便秘。
(2) 排除肠道内的气体,减轻腹胀。

【操作流程】

1. 评估

(1) 患者评估:评估患者的病情、临床诊断、意识状态、心理状况、排便情况及患者的理解配合能力,评估患者肛周局部皮肤情况。
(2) 用物评估:用物均灭菌合格,在有效期内。
(3) 环境评估:安全、保暖,注意保护患者隐私。

2. 计划

(1) 护士准备:衣帽整齐,洗手,戴口罩。
(2) 患者准备:了解小量不保留灌肠的目的及配合要点。
(3) 用物准备:灌肠液、注洗器或小量灌肠袋(筒)、量杯、肛管、温开水 5~10 ml、止血钳、一次性手套、润滑剂、卫生纸、一次性垫巾或橡胶单和治疗巾、水温计、棉签、弯盘、医嘱执行本、速干手消毒剂;治疗车、便盆及便盆巾、生活垃圾桶、医疗垃圾桶。
(4) 环境准备:酌情关闭门窗,以屏风遮挡,保持合适的室温,光线充足。

3. 实施

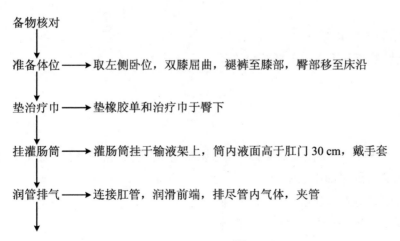

备物核对
↓
准备体位 → 取左侧卧位,双膝屈曲,褪裤至膝部,臀部移至床沿
↓
垫治疗巾 → 垫橡胶单和治疗巾于臀下
↓
挂灌肠筒 → 灌肠筒挂于输液架上,筒内液面高于肛门 30 cm,戴手套
↓
润管排气 → 连接肛管,润滑前端,排尽管内气体,夹管
↓

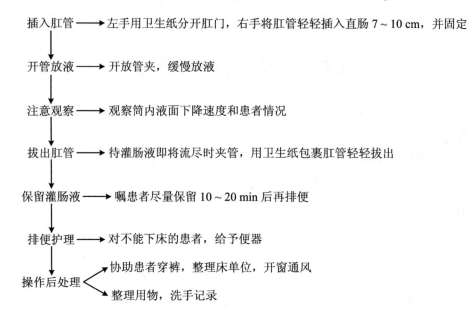

4. 评价

(1) 正确掌握灌肠溶液的种类、量、温度和压力。
(2) 注入灌肠液速度不可过快,压力要低。
(3) 操作中能和谐有效地进行护患沟通,体现对患者的人文关怀。
(4) 操作程序熟练,动作规范、轻柔。
(5) 操作时间在 8 min 内。

任务三 清洁灌肠

【目的】

(1) 彻底清除结肠中的粪便。
(2) 为直肠、结肠检查和手术前的肠道做准备。

【操作流程】

1. 评估

(1) 患者评估:了解患者的病情、临床诊断、意识状态、心理状况、排便情况及患者的理解配合能力,评估患者肛周局部皮肤情况。
(2) 用物评估:用物均灭菌合格,在有效期内。
(3) 环境评估:安全、保暖,注意保护患者隐私。

2. 计划

(1) 护士准备：衣帽整齐，洗手，戴口罩。
(2) 患者准备：了解肛管排气清洁灌肠的目的及配合要点。
(3) 用物准备（与大量不保留灌肠用物准备相同）：灌肠液、一次性灌肠器包（灌肠袋、引流管、垫巾、纸巾、手套）、弯盘、水温计、医嘱执行本、速干手消毒剂；治疗车、便盆及便盆巾、生活垃圾桶、医疗垃圾桶。
(4) 环境准备：酌情关闭门窗，以屏风遮挡，保持合适的室温，光线充足。

3. 实施

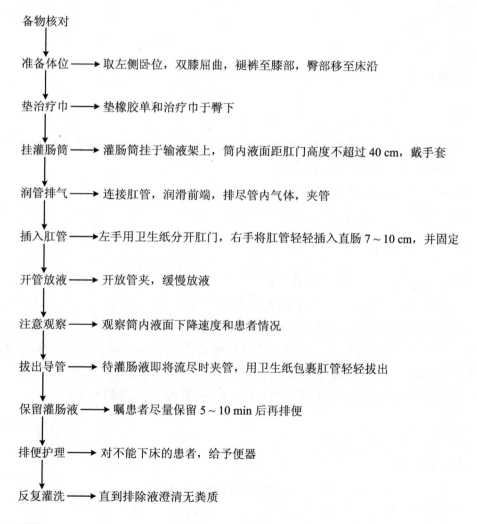

4. 评价

(1) 正确掌握灌肠溶液的种类、量、温度和压力。

(2) 操作方法正确,能保持床单位清洁。

(3) 操作中能和谐有效地进行护患沟通,体现对患者的人文关怀。

(4) 操作程序熟练,动作规范、轻柔。

(5) 操作时间在 15 min 内。

任务四　保留灌肠

【目的】

(1) 镇静、催眠。

(2) 治疗肠道感染。

【操作流程】

1. 评估

(1) 患者准备:评估患者的病情、临床诊断、意识状态、心理状况、排便情况及患者的理解配合能力,评估患者肛周局部皮肤情况。

(2) 用物评估:用物均灭菌合格,在有效期内。

(3) 环境评估:安全、保暖,注意保护患者隐私。

2. 计划

(1) 护士准备:衣帽整齐,洗手,戴口罩。

(2) 患者准备:了解保留灌肠的目的及配合要点。

(3) 用物准备:灌肠液、注洗器或小量灌肠袋(筒)、量杯、肛管、温开水 5～10 ml、止血钳、一次性手套、润滑剂、卫生纸、一次性垫巾或橡胶单和治疗巾、水温计、棉签、弯盘、医嘱执行本、速干手消毒剂、小棉枕;治疗车、便盆及便盆巾、生活垃圾桶、医疗垃圾桶。

(4) 环境准备:酌情关闭门窗,以屏风遮挡,保持合适的室温,光线充足。

3. 实施

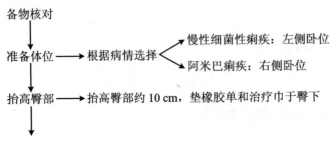

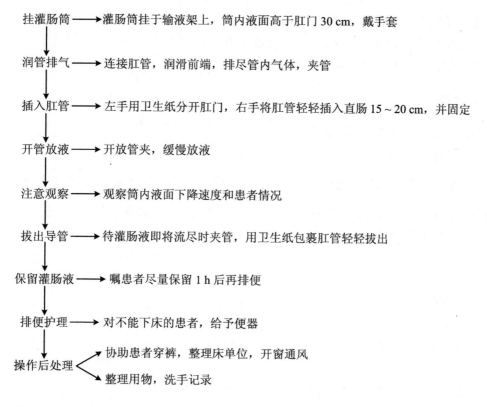

4. 评价

(1) 正确掌握灌肠溶液的种类、量、温度和压力。
(2) 操作方法正确,能保持床单位清洁。
(3) 操作中能和谐有效地进行护患沟通,体现对患者的人文关怀。
(4) 操作程序熟练,动作规范、轻柔。
(5) 操作时间在 8 min 内。

任务五 肛管排气

【目的】
帮助患者排除肠腔积气,减轻腹胀。

【操作流程】

1. 评估

(1) 患者评估:评估患者的病情、临床诊断、意识状态、心理状况及理解配合能力,评估患者肛周局部皮肤情况。

(2) 用物评估:用物均灭菌合格,在有效期内。

(3) 环境评估:安全、保暖,注意保护患者隐私。

2. 计划

(1) 护士准备:衣帽整齐,洗手,戴口罩。

(2) 患者准备:了解肛管排气的目的及配合要点。

(3) 用物准备:肛管、玻璃接头、橡胶管、玻璃瓶(内盛 $\frac{3}{4}$ 体积水,瓶口系带);润滑油、棉签、胶布(1 cm×15 cm)、清洁手套;治疗车、手消毒剂、生活垃圾桶、医疗垃圾桶。

(4) 环境准备:酌情关闭门窗,并以屏风遮挡,保持合适的室温,光线充足。

3. 实施

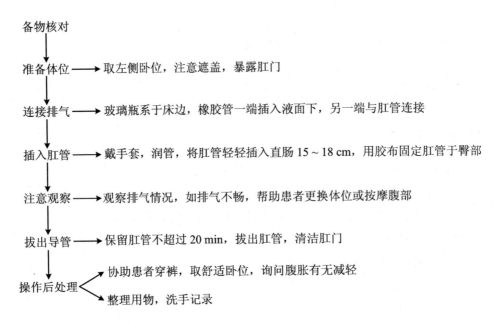

4. 评价

(1) 肛管排气效果好,患者腹胀减轻。

(2) 操作方法正确,无不良反应。

(3) 操作中能和谐有效地进行护患沟通,体现对患者的人文关怀。

(4) 操作程序熟练,动作规范、轻柔。

(5) 操作时间在 8 min 内。

实训十二 冷 热 疗 法

实训目标

(1) 掌握各种冷热疗法的目的及注意事项。
(2) 熟练完成各种冷热疗技术。
(3) 正确评估患者,选择适宜的冷热疗法。
(4) 操作过程中,体现爱护伤员的观念。

实训学时

冰袋、冰帽 1 学时,冷湿敷 1 学时,乙醇拭浴 1 学时,热水袋 1 学时,热湿敷 1 学时,烤灯、热水坐浴、温水浸泡 1 学时。

实训设计

1. 集体备课

课前教师集体备课,明确任务,设计实训方法,统一操作流程。

2. 教师示教

根据课程进度安排,教师每次运用 1 学时示教每种冷热疗法的操作程序,动作规范,强调细节。

3. 课上练习

学生每 6 人一组,每组 1 套操作用物,进行基本操作练习,教师进行个别或集中辅导,及时纠正错误。

4. 学生回示

按小组抽查学生掌握情况,回示操作,学生讨论,教师点评,以强化正确的动作技能和操作要领。

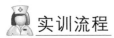 实训流程

任务一 冷 疗 法

一、冰袋的使用

【目的】
降温、消肿、止血、缓解局部疼痛。

【操作流程】

1. 评估

(1) 患者评估:年龄、病情、意识、体温、治疗情况,局部皮肤情况,活动能力和合作程度。

(2) 用物评估:符合要求,均在有效期内。

(3) 环境评估:安静整洁、宽敞明亮。

2. 计划

(1) 护士准备:衣帽整齐,洗手,戴口罩。

(2) 患者准备:了解使用冰袋的目的、作用及配合的方法。

(3) 用物准备:冰袋、布套、木锤、脸盆、冷水、毛巾、冰块。

(4) 环境准备:安静、整洁、安全,酌情关闭门窗。

3. 实施

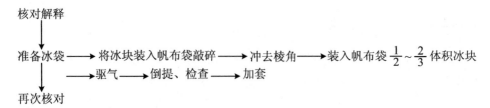

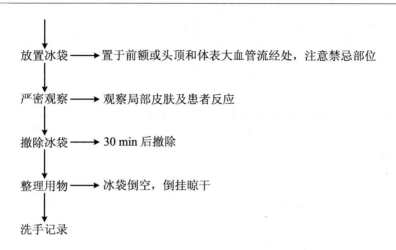

4. 评价

(1) 冰袋准备方法正确,放置位置恰当。
(2) 操作中能和谐有效地进行护患沟通,提现对患者的人文关怀。
(3) 操作程序熟练,动作规范、轻柔。
(4) 操作时间在 30 min。

二、冰帽的使用

【目的】

降低头部温度,预防脑水肿。

【操作流程】

1. 评估

(1) 患者评估:年龄、病情、意识、治疗情况,头部皮肤情况,合作程度。
(2) 用物评估:符合要求。
(3) 环境评估:安静整洁、宽敞明亮。

2. 计划

(1) 护士准备:衣帽整齐,修剪指甲,洗手,戴口罩。
(2) 患者准备:了解用冷目的,冰帽(冰槽)的使用方法、注意事项及配合要点等。
(3) 用物准备:冰帽或冰槽、帆布袋、木槌、脸盆、冷水、勺、冰块、海绵垫、不脱脂棉球、水桶、肛表、凡士林、纱布。
(4) 环境准备:病室环境安静、整洁、安全。酌情关闭门窗。

3. 实施

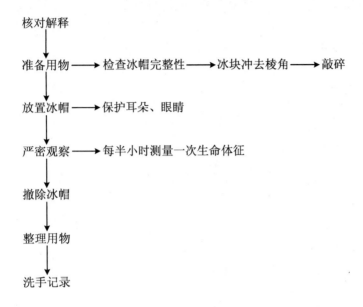

4. 评价

(1) 操作中注意观察冰帽有无破损、漏水,及时更换冰帽。

(2) 操作中能和谐有效地进行护患沟通,体现对患者的人文关怀。

(3) 操作程序熟练,动作规范、轻柔。

(4) 操作时间在 30 min 内。

三、冷湿敷

【目的】

减轻疼痛、肿胀,在软组织扭伤、挫伤早期时使用,降温;预防并发症。

【操作流程】

1. 评估

(1) 患者评估:年龄、病情、意识、体温、治疗情况,局部皮肤情况,活动能力和合作程度。

(2) 用物评估:符合要求,均在有效期内。

(3) 环境评估:安静整洁、宽敞明亮。

2. 计划

(1) 护士准备:衣帽整洁,洗手,戴口罩。

(2) 患者准备:了解用冷目的,冷湿敷的使用方法、注意事项及配合要点。

(3) 用物准备:治疗盘内置敷布2块、钳子2把、凡士林、纱布、弯盘、棉签、毛巾、治疗巾、橡胶单等。治疗盘外备脸盆、冷水。

(4) 环境准备:病室环境安静、整洁、安全。酌情关闭门窗。

3. 实施

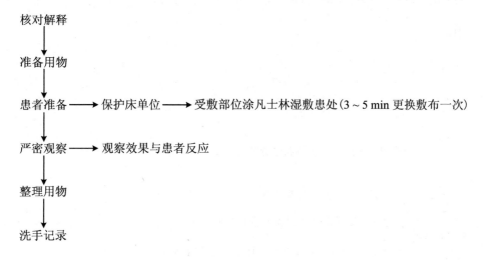

4. 评价

(1) 敷布湿度得当,以不滴水为度。

(2) 操作中能和谐有效地进行护患沟通,体现对患者的人文关怀。

(3) 操作程序熟练,动作规范、轻柔。

(4) 操作时间在 30 min 内。

四、乙醇拭浴

【目的】

为高热患者降温。

【操作流程】

1. 评估

(1) 患者评估:年龄、病情、意识和局部皮肤情况。

(2) 用物评估:符合要求。

(3) 环境评估:安静整洁、宽敞明亮。

2. 计划

(1) 护士准备:衣帽整齐,修剪指甲,洗手,戴口罩。

(2) 患者准备:了解温水擦浴或乙醇擦浴的目的、使用方法、注意事项及配合要点等。

(3) 用物准备:治疗盘内置小毛巾 2 块、大浴巾、热水袋及套、冰袋及套;治疗盘外备温水(温度 32～34 ℃)或 25%～35%乙醇 200～300 ml;治疗车、手消毒液、医疗垃圾桶、生活垃圾桶;洁净衣服、被套、屏风。

(4) 环境准备:病室环境安静、整洁、安全,酌情关闭门窗。

3. 实施

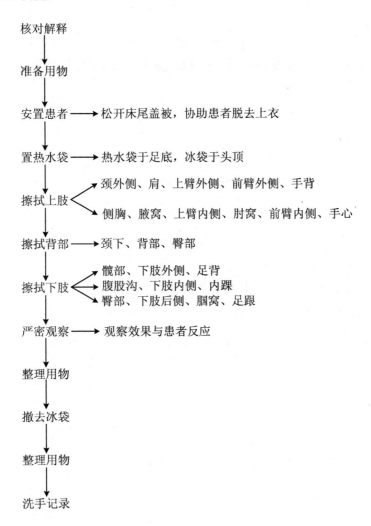

4. 评价

(1) 操作拭浴时,以拍式(轻拍)方式进行,避免摩擦方式。

(2) 操作中能和谐有效地进行护患沟通,体现对患者的人文关怀。

(3) 操作程序熟练,动作规范、轻柔。

(4) 操作时间在 30 min 内。

任务二 热 疗 法

一、热水袋的使用

【目的】
保暖、解痉、镇痛。

【操作流程】

1. 评估

(1) 患者评估:年龄、病情、意识、局部皮肤情况,活动能力及合作程度。
(2) 用物评估:符合要求。
(3) 环境评估:安静整洁、宽敞明亮。

2. 计划

(1) 护士准备:衣帽整齐,修剪指甲,洗手,戴口罩。
(2) 患者准备:了解热水袋使用的目的、方法、注意事项及配合要点等。
(3) 用物准备:热水袋及布套、水温计、毛巾、量杯、热水(60～70 ℃);治疗车、手消毒液、医疗垃圾桶。
(4) 环境准备:病室环境安静、整洁、安全。如需暴露患者,则用屏风或床帘遮挡患者。

3. 实施

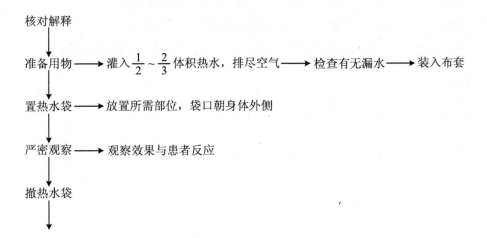

整理用物

↓

洗手记录

4. 评价

(1) 热水袋准备方法正确,放置位置恰当。

(2) 操作中能和谐有效地进行护患沟通,体现对患者的人文关怀。

(3) 操作程序熟练,动作规范、轻柔。

(4) 操作时间在 30 min 内。

二、烤灯的使用

【目的】

消炎、消肿、镇痛、解痉,保护肉芽组织生长,促进创面干燥结痂,促使伤口愈合。

【操作流程】

1. 评估

(1) 患者评估:年龄、病情、意识、治疗情况,局部皮肤情况,活动能力及合作程度。

(2) 用物评估:符合要求。

(3) 环境评估:安静整洁、宽敞明亮。

2. 计划

(1) 护士准备:衣帽整齐,修剪指甲,洗手,戴口罩。

(2) 患者准备:了解烤灯使用的目的、方法、注意事项及配合要点等。

(3) 用物准备:鹅颈灯或红外线灯,必要时准备有色眼镜和屏风。

(4) 环境准备:病室环境安静、整洁、安全,必要时用屏风或床帘遮挡患者。

3. 实施

核对解释

↓

准备用物

↓

暴露部位

↓

放置烤灯 ⟶ 灯距为 30~50 cm,温热为宜,时间 20~30 min

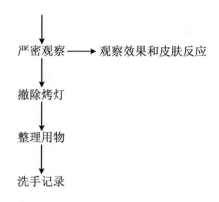

4. 评价

(1) 选择合适的烤灯,灯距调整合适。
(2) 操作中能和谐有效地进行护患沟通,体现对患者的人文关怀。
(3) 操作程序熟练、动作规范、轻柔。
(4) 操作时间在 30 min 内。

三、热湿敷法

【目的】
促进局部血液循环,消炎、镇痛、解痉、消肿,提高舒适感。

【操作流程】

1. 评估

(1) 患者评估:年龄、病情、意识、治疗情况,局部皮肤、伤口情况,活动能力及合作程度。
(2) 用物评估:符合要求。
(3) 环境评估:安静整洁、宽敞明亮。

2. 计划

(1) 护士准备:衣帽整齐,修剪指甲,洗手,戴口罩。
(2) 患者准备:了解热湿敷的目的、方法、注意事项及配合要点等。
(3) 用物准备:小盆及内盛 50~60 ℃热水、敷布 2 块(大于热敷部位面积)、长钳子 2 把、水温计、凡士林、纱布、无菌棉垫或毛巾、塑料薄膜、橡胶单及治疗巾、弯盘;治疗车、手消毒液、医疗垃圾桶、生活垃圾桶;热水袋、热源或热水瓶,屏风。有伤口者备换药用物等。
(4) 环境准备:病室环境安静、整洁、安全。如需暴露患者,则用屏风或床帘遮挡患者。

3. 实施

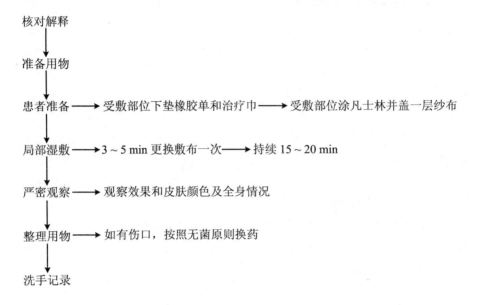

4. 评价

(1) 水温调节恰当,敷布湿度适中,以不滴水为宜。
(2) 操作中能和谐有效地进行护患沟通,体现对患者的人文关怀。
(3) 操作程序熟练,动作规范、轻柔。
(4) 操作时间在 30 min 内。

四、热水坐浴

【目的】
消炎、消肿、减轻疼痛。用于会阴、肛门、外生殖器疾患及盆腔充血、水肿、疼痛等。

【操作流程】

1. 评估

(1) 患者评估:年龄、病情、意识、治疗情况,局部皮肤、伤口情况、活动能力及合作程度。
(2) 用物评估:符合要求。
(3) 环境评估:安静整洁、宽敞明亮,以屏风或床帘遮挡。

2. 计划

(1) 护士准备:衣帽整齐,修剪指甲,洗手,戴口罩。
(2) 患者准备:了解热水坐浴的目的、方法、注意事项及配合要点,排便、排尿,清洗坐浴部位。

(3) 用物准备:遵医嘱准备所需药物、无菌坐浴盆、热水(40~45 ℃)、无菌纱布、浴巾、弯盘、水温计;治疗车、手消毒液、医疗垃圾桶、生活垃圾桶;屏风。

(4) 环境准备:病室环境安静、整洁、安全。如需暴露患者,则用屏风或床帘遮挡患者。

3. 实施

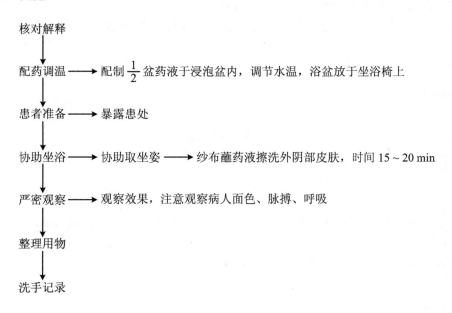

4. 评价

(1) 水温调节适当,指导正确的坐浴方式。

(2) 操作中能和谐有效地进行护患沟通,体现对患者的人文关怀。

(3) 操作程序熟练、动作规范、轻柔。

(4) 操作时间在 30 min 内。

五、温水浸泡

【目的】

消炎、镇痛,清洁、消毒伤口。用于手、足、前臂、小腿部位的感染。

【操作流程】

1. 评估

(1) 患者评估:年龄、治疗情况,局部皮肤、伤口情况、活动能力及合作程度。

(2) 用物评估:符合要求。

(3) 环境评估:安静整洁、宽敞明亮。

2. 计划

(1) 护士准备：衣帽整齐，修剪指甲，洗手，戴口罩。

(2) 患者准备：了解温水浸泡的目的、方法、注意事项及配合要点等。

(3) 用物准备：遵医嘱准备所需药物、盆、热水（43～46 ℃）、无菌纱布、浴巾、弯盘、水温计；治疗车、手消毒液、医疗垃圾桶、生活垃圾桶；屏风。

(4) 环境准备：病室环境安静、整洁、安全。如需暴露患者，则用屏风或床帘遮挡患者。

3. 实施

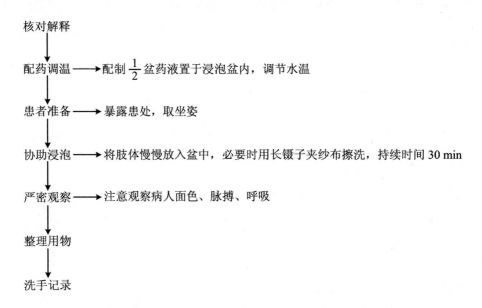

4. 评价

(1) 随时调节水温，注意观察局部皮肤情况。

(2) 操作中能和谐有效地进行护患沟通，体现对患者的人文关怀。

(3) 操作程序熟练，动作规范、轻柔。

(4) 操作时间在 30 min 内。

实训十三　生命体征的测量

实训目标

(1) 掌握测量生命体征的目的及注意事项。
(2) 熟练完成操作。
(3) 正确评估患者,选择适宜的方法和部位。
(4) 操作过程中,体现爱护伤员的观念,注意保暖。

实训学时

生命体征实训 3 学时。

实训设计

1. 集体备课

课前教师集体备课,明确任务,设计实训方法,统一操作流程。

2. 教师示教

根据课程进度安排,教师每次运用 1 学时示教生命体征测量的操作程序,动作规范,强调细节。

3. 课上练习

学生每 6 人一组,每组 1 套操作用物,进行基本操作练习,教师个别或集中辅导,及时纠正错误。

4. 学生回示

按小组抽查学生回示操作,学生讨论,教师点评,以强化正确的动作技能和操作要领。

5. 课外练习

开放实训室,以小组为单位进行强化训练,做到熟悉流程,动作规范。

6. 技能考核

教师平时采用分小组抽人考核的方法,考核完分别指出每位学生存在问题,对于共性问题教师需及时进行归纳、总结,并集中向学生强调问题产生的原因。期中、期末采用一对一抽签考核的方式,测试学生掌握技能的程度。

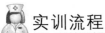
实训流程

【目的】

(1) 判断生命体征有无异常。
(2) 了解病情变化。
(3) 为诊断、预防、治疗、护理提供依据。

【操作流程】

1. 评估

(1) 患者评估:年龄、病情、治疗情况、意识情况、皮肤状况,30 min 内有无影响生命体征的活动,心理状态及合作程度。
(2) 用物评估:符合要求,均在有效期内。
(3) 环境评估:安静整洁、宽敞明亮。

2. 计划

(1) 护士准备:衣帽整齐,修剪指甲,洗手,戴口罩。
(2) 患者准备:了解生命体征的目的、方法、注意事项及配合要点。
(3) 用物准备:体温计、血压计、秒表、纱布 2 块、听诊器、记录本、弯盘、治疗车、手消毒液、医疗垃圾桶、生活垃圾桶。
(4) 环境准备:环境安静、整洁、光线适宜、注意保护患者隐私。

3. 实施

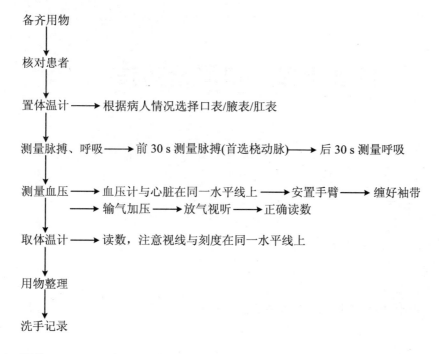

4. 评价

(1) 操作用物准备齐全,操作方法正确,测量结果准确。
(2) 操作过程正确流畅,操作手法熟练。
(3) 护患沟通有效,患者满意。
(4) 操作时间在 10 min 内。

实训十四　口服给药法

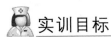实训目标

(1) 掌握各种药物的给药方法和注意事项。
(2) 熟练完成操作。
(3) 正确评估患者。
(4) 操作过程中,遵循爱护伤员的原则及慎独精神。

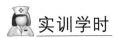实训学时

口服给药法实训 2 学时。

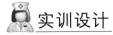实训设计

1. 集体备课

课前教师集体备课,明确任务,设计实训方法,统一操作流程。

2. 教师示教

根据课程进度安排,教师每次运用 1 学时示教口服给药法的操作程序,动作规范,强调细节。

3. 课上练习

学生每 6 人一组,每组 1 套操作用物,进行基本操作练习,教师进行个别或集中辅导,及时纠正错误。

4. 学生回示

按小组抽查学生回示操作,学生讨论,教师点评,以强化正确的动作技能和操作要领。

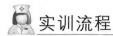 实训流程

【目的】
(1) 减轻症状、治疗疾病、维持正常生理功能。
(2) 协助诊断、预防疾病。

【操作流程】

1. 评估

(1) 患者评估:患者的年龄、病情、治疗情况、意识状况;患者的吞咽能力,有无口腔、食管疾患,有无恶心、呕吐状况,用药史、过敏史、对服药的认识、心理反应及合作程度。
(2) 用物评估:均在有效期内,符合要求。
(3) 环境评估:安静整洁、宽敞明亮。

2. 计划

(1) 护士准备:衣帽整齐,修剪指甲,洗手,戴口罩。
(2) 患者准备:了解用药的目的、方法、注意事项及配合要点,做好服药准备。
(3) 用物准备:药物准备、服药车、小药卡、服药本、饮水管,水壶内备温开水,治疗车、手消毒液、医疗垃圾桶、生活垃圾桶。
(4) 环境准备:环境安静、整洁、光线适宜。

3. 实施

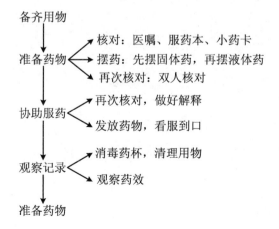

4. 评价

(1) 操作中做到双人核对。
(2) 摆药顺序及方法正确。
(3) 操作中能和谐有效地进行护患沟通,体现对患者的人文关怀。
(4) 操作程序熟练,动作规范。
(5) 操作时间在 20 min 内。

实训十五　超声雾化吸入法

实训目标

(1) 掌握超声雾化吸入的操作及保养。
(2) 操作中具有认真负责的态度,严格做好"三查七对"工作。

实训学时

超声雾化吸入法实训 3 学时。

实训设计

1. 集体备课

课前教师集体备课,明确任务,设计实训方法,统一操作流程。

2. 教师示教

根据课程进度安排,教师每次运用 1 学时示教操作程序,动作规范,强调细节。

3. 课上练习

学生每 6 人一组,每组 1 套操作用物,进行基本操作练习,教师进行个别或集中辅导,及时纠正错误。

4. 学生回示

按小组抽查学生回示操作,学生讨论,教师点评,以强化正确的动作技能和操作要领。

实训流程

【目的】

(1) 治疗呼吸道感染:消炎,镇咳(湿润气道,减少刺激),祛痰(稀化痰液,以利排痰)。
(2) 改善通气功能:解除支气管痉挛,使气道通畅。
(3) 预防呼吸道感染:常用在胸部手术前后。
(4) 湿化呼吸道:为长期使用人工呼吸器病人湿化呼吸道或间歇雾化给药。

【操作流程】

1. 评估

(1) 患者评估:患者的一般情况,如年龄、病情、意识、肢体活动度及心肺功能状况;患者用药史、过敏史,患者对超声雾化的认知、心理状况及合作程度。
(2) 用物评估:用物符合操作要求,在有效期内。
(3) 环境评估:安静、整洁、宽敞、明亮。

2. 计划

(1) 护士准备:衣帽整齐,洗手,戴口罩。
(2) 患者准备:了解超声雾化的目的及配合要点。
(3) 用物准备:治疗车上置超声波雾化器1套,药物、冷蒸馏水、量杯、注射器、砂轮温计、手消毒液、医疗垃圾桶、生活垃圾桶,根据医嘱准确的药液。
(4) 环境准备:安静、整洁、温湿度适宜。

3. 实施

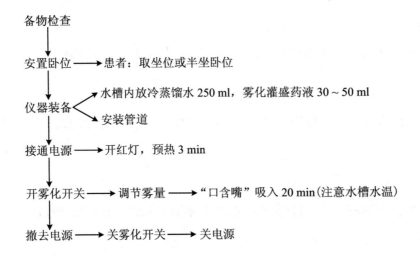

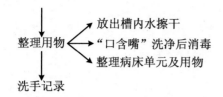

4. 评价

(1) 患者感觉舒适,雾化效果好。
(2) 操作中能和谐有效地进行护患沟通,体现对患者的人文关怀。
(3) 操作程序熟练,动作规范、轻柔。
(4) 操作时间在 20 min 内。

实训十六　注射给药法

实训目标

(1) 掌握药液抽吸及四种注射方法。
(2) 掌握给药原则、注射原则,根据药物特性,遵医嘱为患者准备药品,指导患者用药。
(3) 能根据医嘱,合理选择注射部位,正确实施各类给药法。
(4) 操作过程中严格遵守注射原则和执行查对制度,有无菌观念,规范遵医嘱行为。

实训学时

各种注射法实训 14 学时(药物抽吸 2 学时,皮内注射 2 学时,皮下注射 2 学时,肌内注射 4 学时,静脉注射 4 学时)。

实训设计

1. 集体备课

课前教师集体备课,明确任务,设计实训方法,统一操作流程。

2. 教师示教

根据课程进度安排,每项操作教师运用 1 学时示教操作程序,动作规范,强调细节。

3. 课上练习

学生每 6 人一组,每组 1 套操作用物,进行基本操作练习,教师进行个别或集中辅导,及时纠正错误。

4. 学生回示

按小组抽查学生回示操作,学生讨论,教师点评,以强化正确的动作技能和操作要领。侧重训练"护士"对患者的关心、爱护,注重学生团队协作能力的培养。

5. 课外练习

开放实训室,以小组为单位进行强化训练,做到熟悉掌握流程,动作规范。

6. 技能考核

教师平时采用分小组抽人考核的方法,考核完分别指出每位学生存在问题,对于共性问题教师需及时进行归纳、总结,并向学生集中强调问题出现的原因。期中、期末采用一对一抽签考核的方式,测试学生掌握技能的程度。

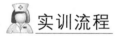
实训流程

任务一　药液抽吸法

【目的】

各种注射法的起始步骤。

【操作流程】

1. 评估

(1) 用物评估:用物均灭菌合格,在有效期内。
(2) 环境评估:安静、整洁、宽敞、明亮,符合无菌操作要求。

2. 计划

(1) 护士准备:衣帽整齐,洗手,戴口罩。
(2) 用物准备:在治疗盘内,有2%碘酊或0.5%碘伏、70%乙醇、无菌持物钳、砂轮、启瓶器、无菌棉签、弯盘、一次性注射器(1 ml、2 ml、5 ml、10 ml)、药品;治疗车、手消毒液、锐器盒、医疗垃圾桶、生活垃圾桶。
(3) 环境准备:安静、整洁、宽敞、明亮。

3. 实施

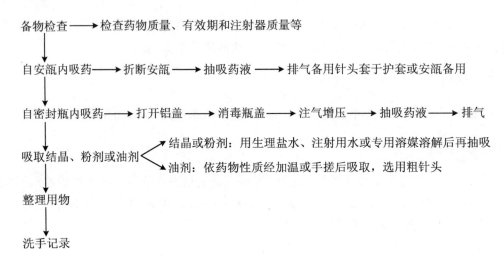

4. 评价

(1) 严格执行查对制度,态度认真,无菌观念强、无污染。
(2) 操作熟练、规范,消毒方法正确,注射剂量准确,无药液浪费。
(3) 操作时间在 8 min 内。

任务二 皮内注射

【目的】

(1) 进行药物过敏试验,以观察患者有无过敏反应。
(2) 预防接种。
(3) 局部麻醉起始步骤。

【操作流程】

1. 评估

(1) 患者评估:患者的一般情况,如年龄、病情、意识、肢体活动度及心肺功能状况;患者用药史、过敏史,目前所用药物治疗作用及可能出现的不良反应;患者心理状况及合作程度。
(2) 用物评估:用物均灭菌合格,在有效期内。
(3) 环境评估:安静、整洁、宽敞、明亮,符合无菌操作要求。

2. 计划

(1) 护士准备:衣帽整齐,洗手,戴口罩。
(2) 患者准备:明确皮内注射的目的及配合要点。
常用注射部位:药物过敏试验选择前臂掌侧下段内侧;卡介苗接种部位常选择上臂三角肌下缘。注射部位皮肤无红肿、硬结、瘢痕。
(3) 用物准备:在治疗盘内,备有2%碘酊或0.5%碘伏、70%乙醇、无菌持物钳、砂轮、启瓶器、无菌棉签、弯盘、一次性注射器(1 ml、2 ml)、遵医嘱准备的药液;治疗车、手消毒液、锐器盒、医疗垃圾桶、生活垃圾桶。
(4) 环境准备:安静、整洁、宽敞、明亮。

3. 实施

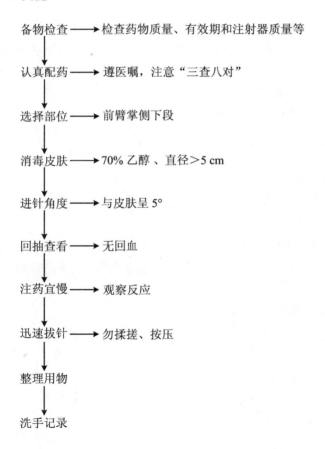

4. 评价

(1) 严格执行查对制度,态度认真,无菌观念强、无污染。
(2) 操作熟练、规范,消毒方法正确,注射剂量准确,无药液浪费。
(3) 与患者沟通良好,患者疼痛感减轻,对操作满意。

（4）操作时间在 8 min 内。

任务三　皮下注射

【目的】

（1）需迅速达到药效，不能或不宜经口服给药时采用。
（2）局部麻醉用药或术前供药。
（3）预防接种。

【操作流程】

1. 评估

（1）患者评估：患者的一般情况，如年龄、病情、意识、肢体活动度及心肺功能状况；患者用药史、过敏史，目前所用药物治疗作用及可能出现的不良反应；患者心理状况及合作程度。
（2）用物评估：用物均灭菌合格，在有效期内。
（3）环境评估：安静、整洁、宽敞、明亮，符合无菌操作要求。

2. 计划

（1）护士准备：衣帽整齐，洗手，戴口罩。
（2）患者准备：明确皮下注射的目的，同意配合。体位舒适、注射部位皮肤无红肿、硬结、瘢痕。
（3）用物准备：在治疗盘内，有2%碘酊或0.5%碘伏、70%乙醇、无菌持物钳、砂轮、启瓶器、无菌棉签、弯盘、一次性注射器（1～2 ml）、根据医嘱准备的药液、治疗车、手消毒液、锐器盒、医疗垃圾桶、生活垃圾桶。
（4）环境准备：安静、整洁、宽敞、明亮。

3. 实施

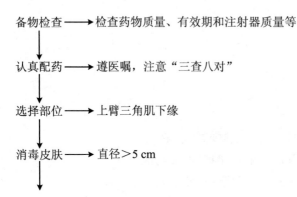

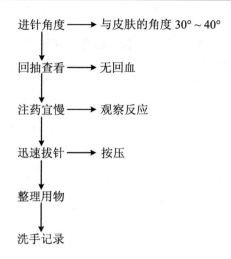

4. 评价

(1) 严格执行查对制度,态度认真,无菌观念强、无污染。
(2) 操作熟练、规范,消毒方法正确,注射剂量准确,无药液浪费。
(3) 与患者沟通良好,患者疼痛感减轻,对操作满意。
(4) 操作时间在 8 min 内。

任务四 肌内注射

【目的】
(1) 与皮下注射相同,注射刺激性较强或药量较大的药物。
(2) 不宜或不能作静脉注射,要求比皮下注射更迅速产生疗效者。

【操作流程】

1. 评估

(1) 患者评估:患者的一般情况,如年龄、病情、意识、肢体活动度及心肺功能状况;患者用药史、过敏史,目前所用药物治疗作用及可能出现的不良反应;患者心理状况及合作程度。
(2) 用物评估:用物均灭菌合格,在有效期内。
(3) 环境评估:安静、整洁、宽敞、明亮,符合无菌操作要求。

2. 计划

(1) 护士准备:衣帽整齐,洗手,戴口罩。
(2) 患者准备:明确肌内注射的目的,同意配合。体位舒适,注射部位皮肤无红肿、硬结、瘢痕。

（3）用物准备：在治疗盘内，有2%碘酊或0.5%碘伏、70%乙醇、无菌持物钳、砂轮、启瓶器、无菌棉签、弯盘、一次性注射器(2～5 ml)、根据医嘱准备的药液、治疗车、手消毒液、锐器盒、医疗垃圾桶、生活垃圾桶。

（4）环境准备：安静、整洁、宽敞、明亮。

3. 实施

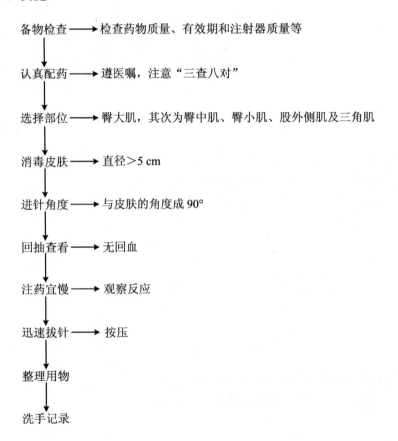

4. 评价

（1）严格执行查对制度，态度认真，无菌观念强，无污染。

（2）臀大肌和臀中、小肌定位迅速、准确，操作熟练、规范，整洁有序，消毒方法正确，注射剂量准确，无药液浪费。

（3）与患者沟通良好，患者疼痛感减轻，对操作满意。

（4）操作时间在8 min内。

任务五　静脉注射

【目的】
(1) 药物不宜口服、皮下或肌内注射时,需迅速产生药效,可采用静脉注射法。
(2) 由静脉注入药物,用于诊断性检查。
(3) 用于输液或输血。
(4) 用于静脉营养治疗。

【操作流程】

1. 评估

(1) 患者评估:患者的一般情况,如年龄、病情、意识、肢体活动度及心肺功能状况;患者用药史、过敏史,目前所用药物治疗作用及可能出现的不良反应;患者心理状况及合作程度。
(2) 用物评估:用物均灭菌合格,在有效期内。
(3) 环境评估:安静、整洁、宽敞、明亮,符合无菌操作要求。

2. 计划

(1) 护士准备:衣帽整齐,洗手,戴口罩。
(2) 患者准备:明确静脉注射的目的,同意配合。体位舒适,注射部位皮肤无红肿、硬结、瘢痕。
(3) 用物准备:在治疗盘内,有2%碘酊或0.5%碘伏、70%乙醇、无菌持物钳、砂轮、启瓶器、无菌棉签、弯盘、一次性注射器(规格视药量而定)、根据医嘱准备的药液、治疗车、手消毒液、锐器盒、医疗垃圾桶、生活垃圾桶。
(4) 环境准备:安静、整洁、宽敞、明亮。

3. 实施

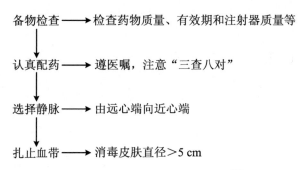

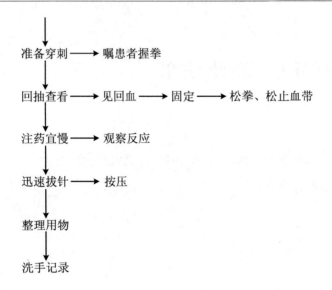

4. 评价

(1) 严格执行查对制度,态度认真,无菌观念强,无污染。
(2) 操作熟练、规范,注射剂量准确,无药液浪费。
(3) 与患者沟通良好,对操作满意。
(4) 操作时间在 10 min 内。

实训十七　皮试液的配制

实训目标

（1）掌握相关理论知识，包括青霉素过敏性休克的临床表现和抢救措施，过敏反应的预防措施，过敏试验的注意事项。
（2）能熟练、正确地配制青霉素皮肤过敏试验液。
（3）能严格遵守查对制度、无菌原则和消毒隔离原则。

实训学时

青霉素皮试液配制实训4学时。

实训设计

1. 集体备课

课前教师集体备课，明确任务，设计实训方法，统一操作流程。

2. 教师示教

根据课程进度安排，教师每次运用1学时示教操作程序，动作规范，强调细节。

3. 课上练习

学生每6人一组，每组1套操作用物，进行基本操作练习，教师进行个别或集中辅导，及时纠正错误。

4. 学生回示

按小组抽查学生回示操作，学生讨论，教师点评，以强化正确的动作技能和操作要领。

侧重训练学生对患者的关心、爱护,注重学生团队协作能力的培养。

5. 课外练习

开放实训室,以小组为单位进行强化训练,做到熟悉流程,动作规范。

6. 技能考核

教师平时采用分小组抽人考核的方法,考核完分别指出每位学生存在的问题,对于共性问题教师需及时进行归纳、总结,并向学生集中强调问题产生的原因。期中、期末采用一对一抽签考核的方式,测试学生掌握技能的程度。

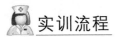 实训流程

任务一　青霉素过敏试验液的配制

【目的】

将小量药液注入表皮与真皮之间,用于各种药物过敏试验,预防接种,以观察局部及全身反应。

【操作流程】

1. 评估

(1) 患者评估:患者的一般情况,如年龄、病情、意识、肢体活动度及心肺功能状况;患者用药史、过敏史及家族史,目前所用药物治疗作用及可能出现的不良反应;患者心理状况及合作程度。

(2) 用物评估:用物均灭菌合格,在有效期内。

(3) 环境评估:安静、整洁、宽敞、明亮,符合无菌操作要求。

2. 计划

(1) 护士准备:衣帽整齐,洗手,戴口罩。

(2) 患者准备:了解操作目的、药物的作用。

(3) 用物准备:在治疗盘内,有2%碘酊或0.5%碘伏、70%乙醇、无菌持物钳、砂轮、启瓶器、无菌棉签、弯盘、一次性注射器(1 ml、5 ml)、80万 U/瓶青霉素、0.9%氯化钠溶液1支(10 ml);治疗车、手消毒液、锐器盒、医疗垃圾桶、生活垃圾桶。

(4) 环境准备:安静、整洁、宽敞、明亮。

3. 实施

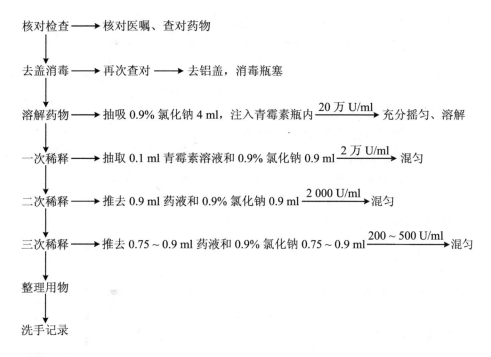

4. 评价

（1）严格遵守查对制度和无菌原则，操作中无污染现象。

（2）配置浓度正确，剂量准确，操作规范。

（3）操作时间在 8 min 内。

任务二　头孢菌素过敏试验液的配制（以先锋霉素为例）

【目的】

将小量药液注入表皮与真皮之间，用于各种药物过敏试验，预防接种，以观察局部及全身反应。

【操作流程】

1. 评估

（1）患者评估：患者的一般情况，如年龄、病情、意识、肢体活动度及心肺功能状况；患者用药史、过敏史及家族史,目前所用药物治疗作用及可能出现的不良反应;患者心理状况及合作程度。

(2) 用物评估:用物均灭菌合格,在有效期内。

(3) 环境评估:安静、整洁、宽敞、明亮,符合无菌操作要求。

2. 计划

(1) 护士准备:衣帽整齐,洗手,戴口罩。

(2) 患者准备:了解操作目的、药物的作用。

(3) 用物准备:在治疗盘内,有2%碘酊或0.5%碘伏、70%乙醇、无菌持物钳、砂轮、启瓶器、无菌棉签、弯盘、一次性注射器(1 ml、5 ml)、先锋霉素 0.5 g/瓶、0.9%氯化钠溶液 1 支(10 ml);治疗车、手消毒液、锐器盒、医疗垃圾桶、生活垃圾桶。

(4) 环境准备:安静、整洁、宽敞、明亮。

3. 实施

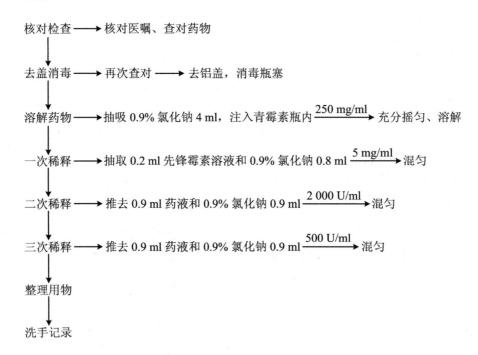

4. 评价

(1) 严格遵守查对制度和无菌原则,操作中无污染现象。

(2) 配制浓度正确,剂量准确,操作规范。

(3) 操作时间在 8 min 内。

任务三　破伤风抗毒素(TAT)过敏试验液的配制

【目的】

将小量药液注入表皮与真皮之间,用于各种药物过敏试验,预防接种,以观察局部及全身反应。

【操作流程】

1. 评估

(1) 患者评估:患者的一般情况,如年龄、病情、意识、肢体活动度及心肺功能状况;患者用药史、过敏史及家族史,目前所用药物治疗作用及可能出现的不良反应;患者心理状况及合作程度。

(2) 用物评估:用物均灭菌合格,在有效期内。

(3) 环境评估:安静、整洁、宽敞、明亮,符合无菌操作要求。

2. 计划

(1) 护士准备:衣帽整齐,洗手,戴口罩。

(2) 患者准备:了解操作目的、药物的作用。

(3) 用物准备:在治疗盘内,有2%碘酊或0.5%碘伏、70%乙醇、无菌持物钳、砂轮、启瓶器、无菌棉签、弯盘、一次性注射器(1 ml、5 ml)、破伤风抗毒素1 500 IU/ml、0.9%氯化钠溶液1支(10 ml);治疗车、手消毒液、锐器盒、医疗垃圾桶、生活垃圾桶。

(4) 环境准备:安静、整洁、宽敞、明亮。

3. 实施

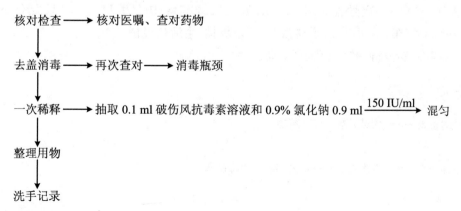

4. 评价

(1) 严格遵守查对制度和无菌原则,操作中无污染现象。

(2) 配制浓度正确,剂量准确,操作规范。

(3) 操作时间在 8 min 内。

任务四　链霉素过敏试验液的配制

【目的】

将小量药液注入表皮与真皮之间,用于各种药物过敏试验,预防接种,以观察局部及全身反应。

【操作流程】

1. 评估

(1) 患者评估:患者的一般情况,如年龄、病情、意识、肢体活动度及心肺功能状况;患者用药史、过敏史及家族史,目前所用药物治疗作用及可能出现的不良反应;患者心理状况及合作程度。

(2) 用物评估:用物均灭菌合格,在有效期内。

(3) 环境评估:安静、整洁、宽敞、明亮,符合无菌操作要求。

2. 计划

(1) 护士准备:衣帽整齐,洗手,戴口罩。

(2) 患者准备:了解操作目的、药物的作用。

(3) 用物准备:在治疗盘内,有2%碘酊或0.5%碘伏、70%乙醇、无菌持物钳、砂轮、启瓶器、无菌棉签、弯盘、一次性注射器(1 ml、5 ml)、链霉素 100 万 U/g、0.9%氯化钠溶液 1 支(10 ml);治疗车、手消毒液、锐器盒、医疗垃圾桶、生活垃圾桶。

(4) 环境准备:安静、整洁、宽敞、明亮。

3. 实施

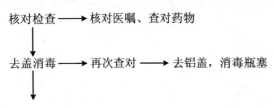

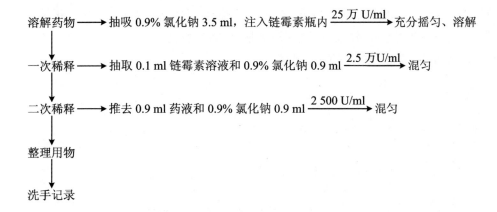

4. 评价

(1) 严格遵守查对制度和无菌原则,操作中无污染现象。

(2) 配制浓度正确,剂量准确,操作规范。

(3) 操作时间在 8 min 内。

任务五　普鲁卡因过敏试验液的配制

【目的】

将小量药液注入表皮与真皮之间,用于各种药物过敏试验,预防接种,以观察局部及全身反应。

【操作流程】

1. 评估

(1) 患者评估:患者的一般情况,如年龄、病情、意识、肢体活动度及心肺功能状况;患者用药史、过敏史及家族史,目前所用药物治疗作用及可能出现的不良反应;患者心理状况及合作程度。

(2) 用物评估:用物均灭菌合格,在有效期内。

(3) 环境评估:安静、整洁、宽敞、明亮,符合无菌操作要求。

2. 计划

(1) 护士准备:衣帽整齐,洗手,戴口罩。

(2) 患者准备:了解操作目的、药物的作用。

(3) 用物准备:在治疗盘内,有2%碘酊或0.5%碘伏、70%乙醇、无菌持物钳、砂轮、启瓶器、无菌棉签、弯盘、一次性注射器(1 ml、5 ml)、普鲁卡因(2 ml/支)、0.9%氯化钠溶液1支(10 ml);治疗车、手消毒液、锐器盒、医疗垃圾桶、生活垃圾桶。

(4) 环境准备:安静、整洁、宽敞、明亮。

3. 实施

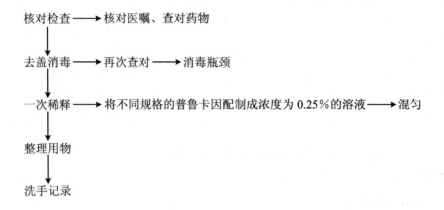

4. 评价

(1) 严格遵守查对制度和无菌原则,操作中无污染现象。

(2) 配制浓度正确,剂量准确,操作规范。

(3) 操作时间在 8 min 内。

实训十八　密闭式静脉输液

实训目标

（1）掌握静脉输液的目的及注意事项、输液速度的调节原则及计算方法、输液故障的处理、输液反应的观察及预防处理措施。
（2）正确熟练完成密闭式静脉输液技术，并能正确处理输液过程中的常见故障。
（3）操作过程中，严格执行无菌操作、消毒隔离原则及查对制度。
（4）操作程序熟练，动作规范、轻柔，具有严谨、慎独的工作态度。

实训学时

密闭式静脉输液实训4学时。

实训设计

1. 集体备课

课前教师集体备课，明确任务，设计实训方法，统一操作流程。

2. 教师示教

根据课程进度安排，教师每次运用1学时示教操作程序，动作规范，强调细节。

3. 课上练习

学生每6人一组，每组1套操作用物，进行基本操作练习，教师进行个别或集中辅导，及时纠正错误。

4. 学生回示

按小组抽查学生回示操作,学生讨论,教师点评,以强化正确的动作技能操作要领。

5. 课外练习

开放实训室,以小组为单位进行强化训练,做到熟悉流程,动作规范。

6. 技能考核

教师平时采用分小组抽人考核的方法,考核完分别指出每位学生存在的问题,对于共性问题教师需及时进行归纳、总结,并向学生集中强调问题出现的原因。期中、期末采用一对一抽签考核的方式,测试学生掌握技能的程度。

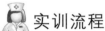 实训流程

【目的】

(1) 补充水分和电解质,纠正酸碱紊乱,以维持人体内水、电解质及酸碱平衡。

(2) 补充营养,供给热能。

(3) 输入药物,治疗疾病。

(4) 增加循环血量,改善微循环,维持血压。

【操作流程】

1. 评估

(1) 患者评估:患者的一般情况,如年龄、病情、意识、肢体活动度及心肺功能状况;患者用药史、过敏史,目前所用药物治疗作用及可能出现的不良反应;患者穿刺部位皮肤及血管状况;患者对静脉输液的认知、心理状况及合作程度。

(2) 用物评估:用物均灭菌合格,在有效期内。

(3) 环境评估:安静、整洁、宽敞、明亮,符合无菌操作要求。

2. 计划

(1) 护士准备:衣帽整齐,洗手,戴口罩。

(2) 患者准备:了解输液目的、所输注药物的作用、输液所需时间及配合要点;输液前排空大、小便,采取舒适卧位;清醒的患者确认穿刺肢体和部位后,做好保暖工作。

(3) 用物准备:皮肤常规消毒液、无菌棉签、一次性输液器、输液贴、药液(根据医嘱备)、砂轮、纱布、治疗盘;另备弯盘、输液瓶贴、输液执行单、输液执行记录卡、止血带、小垫枕、一次性治疗巾;输液架、治疗车、手消毒液、锐器盒、医疗垃圾桶、生活垃圾桶;需要时备夹板和绷带。

(4) 环境准备:安静、整洁、宽敞、明亮,符合无菌操作要求。

3. 实施

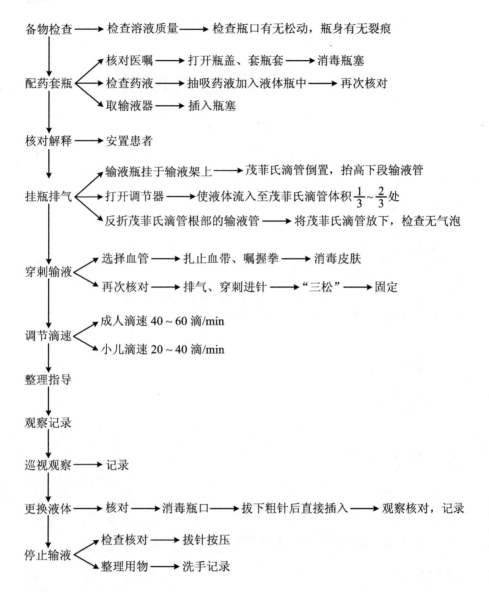

4. 评价

(1) 在操作中能遵循无菌技术操作原则,严格执行查对制度。
(2) 能顺利完成排气,输液器中无气泡。
(3) 穿刺方法正确无误,固定方法正确。
(4) 能根据患者年龄、病情、药物性质,准确调节滴速。
(5) 操作中能和谐有效地进行护患沟通,体现对患者的人文关怀。
(6) 操作程序熟练,动作规范、轻柔。
(7) 操作时间在 10 min 内。

实训十九　静脉输血法

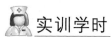 **实训目标**

（1）掌握静脉输血的目的及注意事项、输血反应的观察及预防处理措施。
（2）能正确完成静脉输血操作技术。
（3）操作过程中,严格执行无菌操作、消毒隔离原则及查对制度。
（4）操作熟练、动作轻柔,具有严谨、慎独的操作态度。

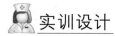 **实训学时**

静脉输血实训4学时。

实训设计

1. 集体备课

课前教师集体备课,明确任务,设计实训方法,统一操作流程。

2. 教师示教

根据课程进度安排,教师每次运用1学时示教操作程序,动作规范,强调细节。

3. 课上练习

学生每6人一组,每组1套操作用物,进行基本操作练习,教师进行个别或集中辅导,及时纠正错误。

4. 学生回示

按小组抽查学生回示操作,学生讨论,教师点评,以强化正确的动作技能和操作要领。

实训流程

【目的】

(1) 补充血容量。

(2) 补充血红蛋白。

(3) 补充血浆蛋白。

(4) 补充各种凝血因子和血小板。

(5) 补充抗体和补体。

(6) 排除有害物质。

【操作流程】

1. 评估

(1) 患者评估:患者的一般情况,如患者年龄、病情、意识等;患者的血型、输血史、过敏史;评估患者穿刺部位的皮肤、血管状况及肢体活动度等;评估患者心理状况及合作程度。

(2) 用物评估:用物均灭菌合格,在有效期内。

(3) 环境评估:安静、整洁、舒适、安全,符合无菌操作要求。

2. 计划

(1) 护士准备:衣帽整齐,洗手,戴口罩。

(2) 患者准备:了解输血的目的、方法、注意事项及相关知识,排便,取舒适卧位,并将呼叫器置于患者可及处。

(3) 用物准备:

间接静脉输血法:一次性输血器、0.9%氯化钠溶液、血液制品(根据医嘱准备)。其他同密闭式周围静脉输液法用物。

直接静脉输血法:在静脉注射基础上,加数支50 ml注射器,3.8%枸橼酸钠溶液、血压计袖带、0.9%氯化钠溶液。

(4) 环境准备:安静、整洁、舒适、安全,符合无菌操作要求。

3. 实施

(1) 间接输血法:

再次评估
↓
核对解释
↓

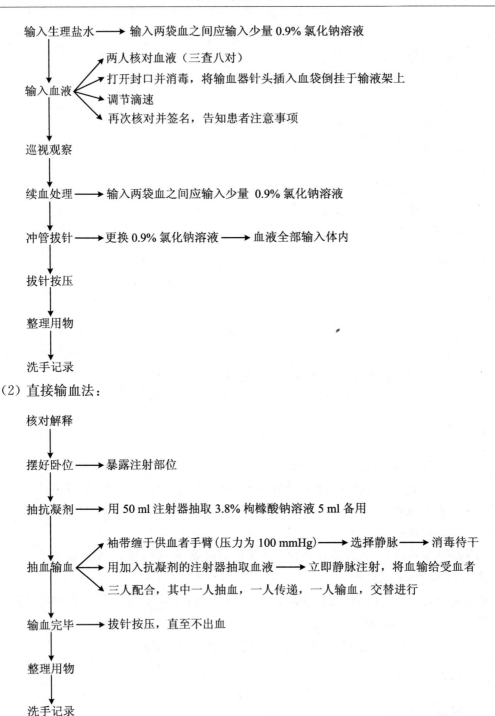

(2) 直接输血法：

4. 评价

（1）在操作中能遵循无菌技术操作原则，严格执行"三查八对"。

（2）能顺利建立静脉通路，正确输入血液。

(3) 能根据患者年龄、病情,准确调节滴速。
(4) 续血处理及冲管拔针操作无误。
(5) 操作中能和谐有效地进行护患沟通,体现对患者的人文关怀。
(6) 操作程序熟练,动作规范、轻柔。
(7) 操作时间在 8 min 内。

实训二十　氧气吸入法

实训目标

（1）掌握氧气吸入法的目的及注意事项。

（2）熟悉氧气表的结构与功能及氧气表装卸的操作方法,熟悉中心供氧装置及氧气管道装置的使用。

（3）能正确熟练地完成氧气吸入法的操作技术。

（4）操作熟练、动作轻柔,具有严谨、慎独的操作态度。

实训学时

氧气吸入法实训 4 学时。

实训设计

1. 集体备课

课前教师集体备课,明确任务,设计实训方法,统一操作流程。

2. 教师示教

根据课程进度安排,教师每次运用 1 学时示教操作程序,动作规范,强调细节。

3. 课上练习

学生每 6 人一组,每组 1 套操作用物,进行基本操作练习,教师进行个别或集中辅导,及时纠正错误。

4. 学生回示

按小组抽查学生回示操作,学生讨论,教师点评,以强化正确的动作技能操作要领。

5. 课外练习

开放实训室,以小组为单位进行强化训练,做到熟悉流程,动作规范。

6. 技能考核

教师平时采用分小组抽人考核的方法,考核完分别指出每位学生存在的问题,对于共性问题,教师需及时进行归纳、总结,并向学生集中强调问题出现的原因。期中、期末采用一对一抽签考核的方式,测试学生掌握技能的程度。

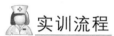

实训流程

【目的】

(1) 提高动脉血氧分压和动脉血氧饱和度,增加动脉血氧含量,纠正各种原因所造成的缺氧。

(2) 进组织的新陈代谢,维持机体生命活动。

【操作流程】

1. 评估

(1) 患者评估:患者的一般情况,如患者年龄、病情、意识等;患者缺氧的状况,如面色、指甲有无发绀等;患者鼻腔情况,有无出血、鼻塞、鼻中隔偏曲,近期有无鼻腔手术等;患者心理状况及合作程度。

(2) 用物评估:用物准备齐全,摆放合理,均可以使用。

(3) 环境评估:安静、整洁、舒适、安全,远离明火及热源。

2. 计划

(1) 护士准备:衣帽整齐,洗手,戴口罩。

(2) 患者准备:了解吸氧的目的、方法、注意事项及相关知识,取舒适体位,并将呼叫器置于患者可及处。

(3) 用物准备:双腔鼻导管、小药杯(内盛冷开水)、纱布、棉签、弯盘、扳手、氧气记录单、氧气筒装置、治疗车、手消毒液、医疗垃圾桶、生活垃圾桶。

(4) 环境准备:安静、整洁、舒适、安全,避开明火及热源。

3. 实施

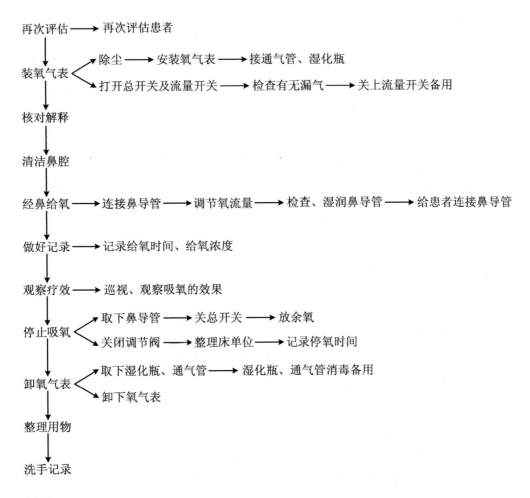

4. 评价

(1) 在操作中能严格遵守操作规程,注意用氧安全。

(2) 能正确安装氧气表、连接湿化瓶、通气管,无漏气。

(3) 能根据患者病情准确调节氧流量,正确连接鼻导管。

(4) 停用氧气时能先取下鼻导管,再关闭氧气开关。

(5) 操作中能和谐有效地进行护患沟通,体现对患者的人文关怀。

(6) 操作程序熟练,动作规范、轻柔。

(7) 操作时间在 8 min 内。

实训二十一　电动吸引器吸痰法

实训目标

(1) 掌握吸痰的目的及注意事项。
(2) 能够正确熟练地实施电动吸引器吸痰和中心吸引装置吸痰的操作。
(3) 操作熟练、动作轻柔,具有严谨、慎独的操作态度。

实训学时

吸痰法实训 4 学时。

实训设计

1. 集体备课

课前教师集体备课,明确任务,设计实训方法,统一操作流程。

2. 教师示教

根据课程进度安排,教师每次运用 1 学时示教操作程序,动作规范,强调细节。

3. 课上练习

学生每 6 人一组,每组 1 套操作用物,进行基本操作练习,教师进行个别或集中辅导,及时纠正错误。

4. 学生回示

按小组抽查学生回示操作,学生讨论,教师点评,以强化正确的动作技能和操作要领。

5. 课外练习

开放实训室,以小组为单位进行强化训练,做到熟悉流程,动作规范。

6. 技能考核

教师平时采用分小组抽人考核的方法,考核完分别指出每位学生存在的问题,对于共性问题教师需及时进行归纳、总结,并向学生集中强调问题出现的原因。

 实训流程

【目的】

（1）清除呼吸道分泌物,保持呼吸道通畅。
（2）促进呼吸功能,改善肺通气。

【操作流程】

1. 评估

（1）患者评估:患者的一般情况,如患者年龄、病情、意识等；患者缺氧的状况,如面色、口唇、指甲有无发绀等；患者口腔黏膜、排痰能力、有无人工气道等；患者心理状况及合作程度。

（2）用物评估:准备齐全、摆放合理,均可以使用。

（3）环境评估:安静、整洁、舒适、安全,温湿度适宜。

2. 计划

（1）护士准备:衣帽整齐,洗手,戴口罩。

（2）患者准备:了解吸痰的目的、方法及注意事项,愿意配合。

（3）用物准备:吸痰装置有电动吸引器、多项电插板、吸痰盘内备有盖罐2个（内盛0.9%氯化钠溶液）,一次性无菌吸痰管数根（成人12~14号；小儿8~12号；气管插管为6号）、无菌纱布、弯盘、一次性治疗巾；必要时备压舌板、开口器、舌钳、手消毒液、医疗垃圾桶、生活垃圾桶。

（4）环境准备:安静、整洁、舒适、安全,温湿度适宜。

3. 实施

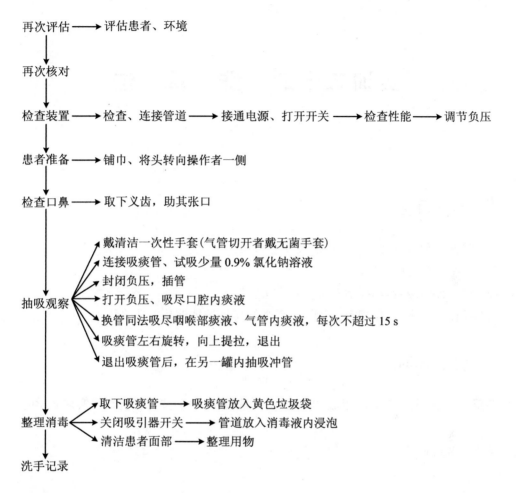

4. 评价

（1）在操作中能严格遵守操作规程，执行无菌操作。
（2）正确检查吸痰装置，并根据患者情况准确调节负压。
（3）送管时无负压，吸痰时有负压且吸痰手法正确，左右旋转、向上提拉，能有效吸出痰液。
（4）吸痰结束能及时冲管，正确处理用物。
（5）操作中能和谐有效地进行护患沟通，体现对患者的人文关怀。
（6）操作程序熟练，动作规范、轻柔。
（7）操作时间在 6 min 内。

实训二十二　洗　胃　法

实训目标

(1) 掌握各种常见洗胃法的目的及注意事项。
(2) 熟练完成各种洗胃法。
(3) 正确评估患者,选择适宜的洗胃方法。
(4) 操作过程中,动作规范、轻柔,体现爱护伤员的精神及人文关怀。

实训学时

口服催吐法、漏斗胃管洗胃法、电动吸引器洗胃法、自动洗胃机洗胃法实训 2 学时。

实训设计

1. 集体备课

课前教师集体备课,明确任务,设计实训方法,统一操作流程。

2. 教师示教

根据课程进度安排,教师每次运用 1 学时示教每种洗胃法的操作程序,动作规范,强调细节。

3. 课上练习

学生每 6 人一组,每组 1 套操作用物,进行基本操作练习,或教师给出病例,进行情景式教学,培养学生发现问题和解决问题的能力。

4. 学生回示

按小组抽查学生回示操作,学生讨论,教师点评,以强化正确的动作技能和操作要领。

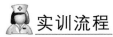
实训流程

任务一　口服催吐法

【目的】
解毒。

【操作流程】

1. 评估

(1) 患者评估:患者中毒情况,生命体征、意识、瞳孔的变化,活动能力;患者对洗胃的心理状态及合作程度。

(2) 用物评估:用物均符合操作要求,在有效期内。

(3) 环境评估:安全、宽敞、明亮,符合操作要求。

2. 计划

(1) 护士准备:衣帽整齐,洗手,戴口罩。

(2) 患者准备:了解口服催吐法的目的、方法、注意事项及配合要点;围塑料围裙,取舒适体位。

(3) 用物准备:量杯(或水杯)、水温计、塑料围裙或橡胶单、压舌板、毛巾、水桶2只;根据毒物性质选择 25~38 ℃ 洗胃液 10 000~20 000 ml;治疗车、手消毒液、医疗垃圾桶、生活垃圾桶。

(4) 环境准备:病室清洁、通风。

3. 实施

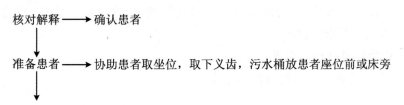

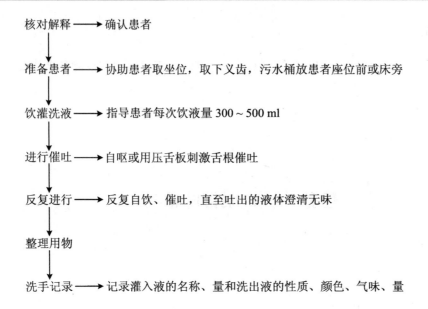

4. 评价

（1）在操作中能遵循操作原则，严格执行查对制度。

（2）操作中能有效地进行护患沟通，体现爱护伤员的精神。

（3）操作程序熟练，动作规范、轻柔。

（4）操作时间在 30 min 内。

任务二　漏斗胃管洗胃法

【目的】

（1）解毒。

（2）减轻胃黏膜水肿。

（3）手术或某些检查前的准备。

【操作流程】

1. 评估

（1）患者评估：患者中毒情况，生命体征、意识、瞳孔的变化，口鼻黏膜的状况及活动能力；患者对洗胃的心理状态及合作程度。

（2）用物评估：用物均符合操作要求，在有效期内。

（3）环境评估：安全、宽敞、明亮，符合操作要求。

2. 计划

(1) 护士准备：衣帽整齐，洗手，戴口罩。
(2) 患者准备：了解洗胃的目的、方法、注意事项及配合要点；取舒适体位。
(3) 用物准备：漏斗胃管、塑料围裙或橡胶单、治疗巾、弯盘、棉签、液状石蜡、胶布、50 ml 注射器、听诊器、手电筒、水温计、量杯、检验标本容器或试管、毛巾；根据毒物性质选择 25～38 ℃ 洗胃液 10 000～20 000 ml，水桶 2 个（分别盛洗胃液和污水）；治疗车、手消毒液、医疗垃圾桶、生活垃圾桶。必要时备无菌压舌板、开口器、牙垫、舌钳。
(4) 环境准备：病室清洁、通风。

3. 实施

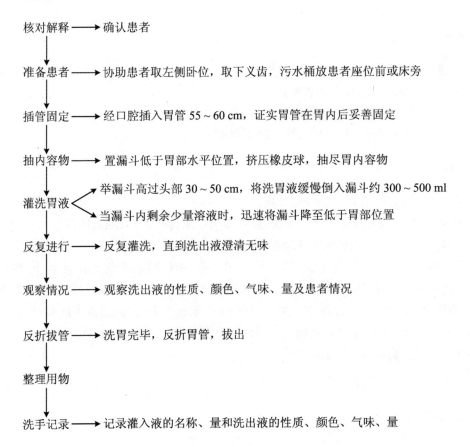

4. 评价

(1) 在操作中能遵循操作原则，严格执行查对制度。
(2) 操作中能有效地进行护患沟通，体现爱护伤员的精神。
(3) 操作程序熟练，动作规范、轻柔。
(4) 操作时间在 30 min 内。

任务三　电动吸引器洗胃法

【目的】

（1）解毒。

（2）减轻胃黏膜水肿。

（3）手术或某些检查前的准备。

【操作流程】

1. 评估

（1）患者评估：患者中毒情况，生命体征、意识、瞳孔的变化，口鼻黏膜的状况及活动能力；患者对洗胃的心理状态及合作程度。

（2）用物评估：用物均符合操作要求，在有效期内。

（3）环境评估：安全、宽敞、明亮，符合操作要求。

2. 计划

（1）护士准备：衣帽整齐，洗手，戴口罩。

（2）患者准备：了解洗胃的目的、方法、注意事项及配合要点，取舒适体位。

（3）用物准备：治疗盘内备无菌洗胃包（内有胃管或一次性胃管、镊子、纱布）、电动吸引器、Y型三通管、调节夹或止血钳、输液架、输液器、输液导管、塑料围裙或橡胶单、治疗巾、弯盘、棉签、液状石蜡、胶布、50 ml注射器、听诊器、手电筒水温计、量杯、检验标本容器或试管、毛巾；根据毒物性质选择25~38 ℃洗胃液10 000~20 000 ml，水桶2个（分别盛洗胃液和污水）；治疗车、手消毒液、医疗垃圾桶、生活垃圾桶。必要时备无菌压舌板、开口器、牙垫、舌钳。

（4）环境准备：病室清洁、通风。

3. 实施

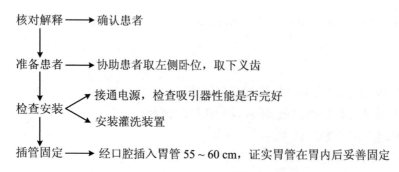

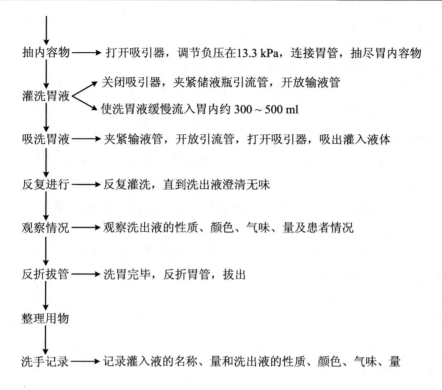

4. 评价

(1) 在操作中能遵循操作原则,严格执行查对制度。

(2) 操作中能有效地进行护患沟通,体现爱护伤员的精神。

(3) 操作程序熟练,动作规范、轻柔。

(4) 操作时间在 30 min 内。

任务四　自动洗胃机洗胃法

【目的】

(1) 解毒。

(2) 减轻胃黏膜水肿。

(3) 手术或某些检查前的准备。

【操作流程】

1. 评估

(1) 患者评估:患者中毒情况,生命体征、意识、瞳孔的变化,口鼻黏膜的状况及活动能力,患者对洗胃的心理状态及合作程度。

(2) 用物评估:用物均符合操作要求,在有效期内。

(3) 环境评估:安全、宽敞、明亮,符合操作要求。

2. 计划

(1) 护士准备:衣帽整齐,洗手,戴口罩。

(2) 患者准备:了解洗胃的目的、方法、注意事项及配合要点;取舒适体位。

(3) 用物准备:治疗盘内备无菌洗胃包(内有胃管或一次性胃管、镊子、纱布)、全自动洗胃机、塑料围裙或橡胶单、治疗巾、弯盘、棉签、液状石蜡、胶布、50 ml 注射器、听诊器、手电筒、水温计、量杯、检验标本容器或试管、毛巾;根据毒物性质选择 25~38 ℃ 洗胃液 10 000~20 000 ml,水桶 2 个(分别盛洗胃液和污水);治疗车、手消毒液、医疗垃圾桶、生活垃圾桶。必要时备无菌压舌板、开口器、牙垫、舌钳。

(4) 环境准备:病室清洁、通风。

3. 实施

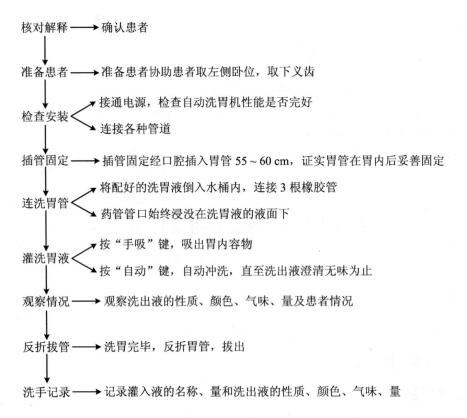

4. 评价

(1) 在操作中能遵循操作原则,严格执行查对制度。

（2）操作中能有效地进行护患沟通，体现爱护伤员的精神。

（3）操作程序熟练，动作规范、轻柔。

（4）操作时间在 30 min 内。

实训二十三　尸体护理

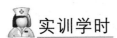 实训目标

（1）掌握尸体护理的目的、注意事项及操作方法。
（2）操作过程中,动作规范、轻柔,体现爱护伤员的精神。

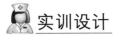 实训学时

尸体护理实训 2 学时。

实训设计

1 集体备课

课前教师集体备课,明确任务,设计实训方法,统一操作流程。

2. 教师示教

根据课程进度安排,教师每次运用 1 学时示教,动作规范,强调细节。

3. 课上练习

学生每 6 人一组,每组 1 套操作用物,进行基本操作练习,教师进行个别或集中辅导,及时纠正错误。

4. 学生回示

按小组抽查学生回示操作,学生讨论,教师点评,以强化正确的动作技能和操作要领。

实训流程

【目的】

(1) 维持良好的尸体外观,易于辨认。

(2) 安慰家属,减轻哀痛。

【操作流程】

1. 评估

(1) 患者评估:患者诊断、治疗、抢救过程、死亡原因及时间;尸体清洁程度、有无伤口、引流管;患者的遗愿及宗教信仰;死者家属对死亡的态度。

(2) 用物评估:用物均按规定准备,在有效期内。

(3) 环境评估:安静、肃穆。

2. 计划

(1) 护士准备:衣帽整齐,洗手,戴口罩。

(2) 用物准备:治疗盘内备衣裤、尸单、血管钳、不脱脂棉球适量、剪刀、尸体识别卡3张、梳子、松节油、绷带、别针3个、大单;擦洗用具、屏风,有伤口者备换药敷料;治疗车、手消毒液、医疗垃圾桶、生活垃圾桶。必要时备隔离衣和手套。

(3) 环境准备:安静、肃穆,安排单独房间或以屏风遮挡。

3. 实施

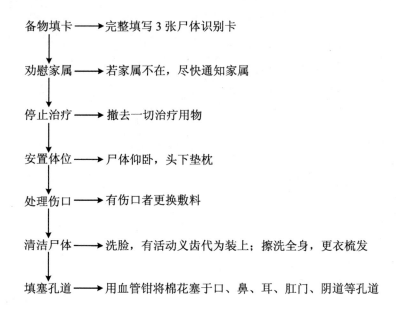

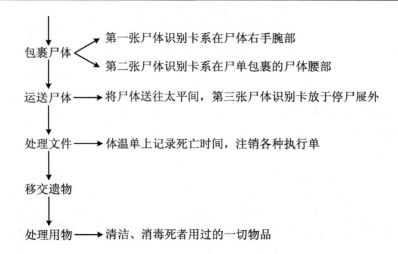

4. 评价

（1）操作正确、规范，动作轻柔，体现爱护伤员的精神。

（2）与家属沟通有效，家属对尸体护理满意。

（3）操作时间在 10 min 内。

实训二十四　体温单的绘制

实训目标

（1）掌握体温单绘制的方法及注意事项。
（2）熟练并能独立完成体温单的绘制。

实训学时

体温单的绘制实训2学时。

实训设计

1. 集体备课

课前教师集体备课,根据学生理论学习情况设计实训方法。

2. 教师示教

根据课程进度安排,教师每次运用1学时示教体温单的绘制方法,强调细节。

3. 课上练习

学生每人1份体温单,根据教师给出的相关病例进行绘制,教师集中批改,统一讲解。

实训流程

【目的】
记录病人的生命体征及其他情况,以便医务人员查阅。

【操作流程】

1. 评估

(1) 用物评估：根据教师给出的病例，准备绘制用物，符合操作要求。

(2) 环境评估：宽敞、明亮。

2. 计划

(1) 护士准备：衣帽整齐，洗手，戴口罩。

(2) 用物准备：体温单，各种记录用笔。

(3) 环境准备：宽敞、明亮。

3. 实施

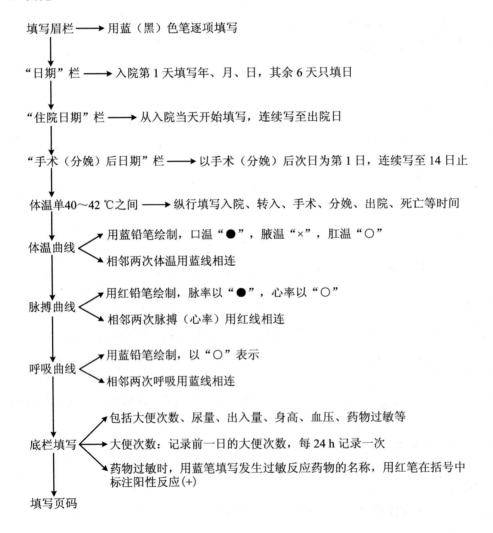

4. 评价

(1) 及时记录,记录内容真实无误。

(2) 眉栏、页码填写要完整,各项记录按要求逐项填写,避免遗漏。

(3) 按要求分别用规定颜色的笔书写,字迹清晰,字体端正,不得涂改。

(4) 生命体征各项符号规范。

(5) 操作时间在 45 min 内。

附录 A 体温单

体 温 单

姓名 高建　科别 外　床号 26　病区 六　入院日期 2004-1-13　住院号 238712

日期	2004-1-13	14	15	16	17	18	19
住院日数	1	2	3	4	5	6	7
术后日数			1	2	Ⅱ-0	1	2

		2004-1-13	14	15	16	17	18	19
排出量	大便（次）	1	0	1	0	1/E	0	0
	小便（ml）	1500	1800	1200	1500	1500	1800/C	1500
	其他（ml）							胆汁100
入水量（ml）			2000			2000	2500	2200
血压（mmHg）		130/80	110/85			100/78	95/68	90/60
体重（kg）		50						
药物过敏		青霉素（+）						
其他								

· 118 ·

附录 B 基础护理操作质量考核评分标准

表 B1 备用床考核评分标准

项目	内容	技术要求	分值	评分标准	扣分
评估质量标准 6 分	评估护士	是否了解铺床目的	2	未评估扣 2 分	
	评估用物	床单位设备是否完好无损	2	少 1 项扣 1 分	
	评估环境	无患者进餐或治疗	2	未评估扣 2 分	
计划质量标准 7 分	护士准备	着装整齐,洗手,戴口罩	2	少 1 项扣 1 分	
	用物准备	齐全,摆放合理	3	少 1 项扣 1 分,顺序错 1 项扣 1 分	
	环境准备	病室清洁、通风	2	口述不完全扣 1~2 分	
实施质量标准 75 分	移开桌椅	协用物至床旁	2	护理车位置停放不合理扣 1 分	
		移开床旁桌距床约 20 cm,移开床旁椅至床尾正中距床尾约 15 cm	2	少移 1 件扣 1 分,移桌椅不到位扣 1 分	
		将用物移至床尾椅上	2	未移用物或用物落地扣 2 分	
	翻扫床垫	翻转床垫(纵翻法或横翻法均可),自床头至床尾清扫床垫	2	未翻转床垫扣 1 分,未清扫床垫扣 2 分,清扫不彻底扣 1 分	
		铺床褥于床垫上,中线与床中线对齐	2	未铺床褥扣 2 分,中线未对齐扣 1 分	
	铺单折角	大单正面向上,中缝和床中线对齐,先床头后床尾分别展开	4	大单位置错误、正面未向上或中线未对齐扣 2 分,展开不到位扣 1 分	
		右手将床头的床垫托起,左手过床头中线将大单包塞于床垫下,在距床头 30 cm 处向上提起大单边缘,使其同床边垂直	4	手法错误扣 2 分,提大单方法错误扣 2 分	
		以床沿为界,将大单下半三角平整塞于床垫下,再将上半三角形翻下,塞于床垫下	5	折角方法错误酌情扣 2~5 分,折角顺序错误扣 2 分,角松 1 个扣 2 分	
		至床尾,拉紧大单,左手托床垫,右手握大单,同法铺好床角	5		

续表

项目	内容	技术要求	分值	评分标准	扣分
实施质量标准 75分	铺单折角	将大单中部拉紧,塞于床垫下	2	未拉紧扣1分	
		转至对侧,先床头后床尾,同法铺好大单	10	对侧扣分标准与近侧相同	
	套被折被("S"形式)	被套正面向外,中线对齐,齐床头,平铺于床上	4	被套位置错误、正面未向上或中线未对齐扣2分,展开不到位扣1分	
		打开开口端的上层被套约$\frac{1}{3}$	2	尾端打开不到位扣1~2分	
		将"S"形折叠的棉胎或毛毯放入被套开口处,并将上缘中部拉至被套封口处对齐,再向两边展开,与被套边平齐	5	棉胎或毛毯放置位置、方向不正确扣2分,上端未与被套封口平齐扣2分	
		对好两上角,盖被上缘与床头平齐	4	被角未充实扣2分,盖被上缘未与床头平齐扣2分	
		至床尾,逐层拉平盖被,系带	5	盖被未充实到位扣2~5分,未系带或系带错位扣2分	
		两边向内折成被筒与床沿平齐,尾端齐床尾向内折叠或塞于床垫下	5	折盖被顺序错误扣2分,盖被不平整扣2分,折被套方法错误扣2~5分	
	套枕横放	于床尾处或护理车上套枕套,四角充实	2	枕套未充实扣1~2分	
		开口背门,平放于床头	2	未背门扣2分,放置不合理扣1分	
	桌椅归位	移回床旁桌椅	2	少移1项扣1分	
		整理用物	2	未整理扣2分	
		洗手	2	未洗手扣2分	
评价质量标准 12分	操作方法	操作熟练,动作规范,步骤正确	4	酌情扣分	
	操作表现	无多余动作,姿态优美,符合节力原则	4	酌情扣分	
	操作效果	四角方正,平紧、扎实、美观	4	酌情扣分	
总 分			100	合 计	

附录 B 基础护理操作质量考核评分标准

表 B2 麻醉床考核评分标准

项目	内容	技术要求	分值	评分标准	扣分
评估质量标准 6分	评估患者	了解病情、手术部位和麻醉方式	2	少1项扣1分	
	评估用物	床单位设备是否完好无损	2	少1项扣1分	
	评估环境	无患者进餐或治疗	2	未评估扣1分	
计划质量标准 7分	护士准备	着装整齐,洗手,戴口罩	2	少1项扣1分	
	用物准备	齐全,摆放合理	3	缺1项扣1分,顺序错1项扣1分	
	环境准备	病室清洁、通风	2	口述不完全扣1~2分	
实施质量标准 75分	移开桌椅	协用物至床旁	2	护理车位置停放不合理扣1分	
		移开床旁桌距床约20 cm,移开床旁椅至床尾正中距床尾约15 cm	2	少移1件扣1分,移桌椅不到位扣1分	
		将用物移至床尾椅上	2	未移用物或用物落地扣2分	
	翻扫床垫	翻转床垫(纵翻法或横翻法均可),自床头至床尾清扫床垫	2	未翻转床垫扣1分,未清扫床垫扣2分,清扫不彻底扣1分	
		铺床褥于床垫上,中线与床中线对齐	2	未铺床褥扣2分,中线未对齐扣1分	
	铺单折角	大单正面向上,中缝和床中线对齐,先床头后床尾分别展开	2	大单位置错误、正面未向上或中线未对齐扣2分,展开不到位扣1分	
		铺近侧大单,先铺床头,后铺床尾	2	顺序错误1次扣1分	
		将床角铺成斜角,塞于床垫下	4	折角不规范扣2分	
		将大单中部拉紧,塞于床垫下	2	塞入不平整扣1~2分	
		橡胶中单中线对齐床中线,上缘距床头45~50 cm,展开	2	未对齐中线扣1分,橡胶中单位置错误扣2分	
		同铺橡胶中单法铺中单,并将其放于橡胶中单上	2	扣分标准与橡胶中单相同	
		将橡胶中单、中单一并塞于垫下	2	塞入不平整扣1~2分	
		同法铺第2块橡胶中单及中单(根据病情),上缘平齐床头或床尾,下缘压在第1块橡胶中单和中单上	4	第2块橡胶中单位置错误扣2分,未压住第1块橡胶中单扣1分,橡胶中单、中单塞入不平整扣1~2分	
		转至对侧,同法逐层铺好大单、橡胶中单和中单	10	对侧扣分标准与近侧相同	

续表

项目	内容	技术要求	分值	评分标准	扣分
实施质量标准 75分	套被折被	被套正面向外,中线对齐,齐床头,平铺于床上	4	被套位置错误、正面未向上或中线未对齐扣2分,展开不到位扣1分	
		打开开口端的上层被套约$\frac{1}{3}$	2	尾端打开不到位扣1~2分	
		将"S"形折叠的棉胎或毛毯放入被套开口处,并将上缘中部拉至被套封口处对齐,再向两边展开,与被套边平齐	5	棉胎或毛毯放置位置、方向不正确扣2分,上端未与被套封口平齐扣2分	
		对好两上角,盖被上缘与床头平齐	2	被角未充实扣1分,盖被上缘未与床头平齐扣1分	
		至床尾,逐层拉平盖被,系带	4	盖被未充实到位扣2~4分,未系带或系带错位扣2分	
		两边向内折成被筒与床沿平齐,尾端向内折叠与床尾齐	4	折盖被顺序错误扣2分,盖被不平整扣2分	
		将盖被三折于一侧床边,开口向门	4	盖被不平整扣1~2分,开口方向错误扣2分	
	套枕立放	于床尾处或护理车上套枕套,四角充实	2	枕套未充实扣1~2分	
		开口背门,立于床头正中	2	未背门扣1分,未立放扣1分	
	桌椅归位	移回床旁桌椅	1	未移回扣1分	
		洗手	1	未洗手扣1分	
	置盘整理	置麻醉护理盘于床旁桌上	2	未置盘扣2分	
		整理用物,洗手	2	未整理扣1分,未洗手扣1分	
评价质量标准 12分	操作方法	操作熟练,动作规范,步骤正确	4	酌情扣分	
	操作表现	无多余动作,姿态优美,符合节力原则	4	酌情扣分	
	操作效果	床面平紧、扎实,符合麻醉床标准	4	酌情扣分	
总 分			100	合 计	

附录 B 基础护理操作质量考核评分标准

表 B3 卧有患者床更换床单法考核评分标准

项目	内容	技术要求	分值	评分标准	扣分
评估质量标准 6分	评估患者	了解病情、心理反应及合作程度	2	少1项扣1分	
	评估用物	床单位设备是否完好无损	2	少1项扣1分	
	评估环境	安全、保暖	2	未评估扣1分	
计划质量标准 7分	护士准备	着装整齐,洗手,戴口罩	2	少1项扣1分	
	患者准备	了解更换床单的目的,主动配合	2	少1项扣1分	
	用物准备	齐全,摆放合理	2	缺1项扣1分,顺序错1项扣1分	
	环境准备	整洁、宽敞,温湿度适宜	1	未口述扣1分	
实施质量标准 75分	核对解释	核对床号、姓名	2	未核对扣2分	
		向患者做好解释工作	2	未解释或解释不合理扣2分	
	环境调节	酌情关闭门窗	1	未口述扣1分	
		屏风或挂帘遮挡患者	1	未给予妥善遮挡扣1分	
		异性家属暂时回避	1	未让相关人员回避扣1分	
	安置患者	移开床旁桌,椅子移至床尾正中,将用物移至床尾椅上	2	未移开桌椅扣2分	
		松开床尾盖被,患者取侧卧位(背向护士),身体靠近床边,使一侧床面暂空,枕头和患者头部一起移动,躺卧舒适	3	未松床尾盖被扣1分,安置体位不利于操作扣2分	
	清扫床褥	松开近侧各层床单	2	未松开扣2分	
		将污中单向内卷入患者身下	2	污中单处理不正确扣2分	
		扫净橡胶中单,搭在患者身上	2	未清扫扣1分,未搭患者身上扣1分	
		将污大单向内卷,塞入患者身下	2	污大单处理不正确扣2分	
		扫净床褥上的渣屑	2	清扫不到位扣1~2分	
	更换大单	将清洁大单的中线与床中线对齐,展开	2	大单放置不正确扣2分	
		将一半大单平整地铺在暂空侧床面上,另一半内卷塞入患者身下	2	铺大单方法不正确扣1~2分	
		铺好暂空侧大单	2	方法不正确扣1~2分	

续表

项目	内容	技术要求	分值	评分标准	扣分
实施质量标准 75分	更换中单	将橡胶中单铺在清洁大单上	2	橡胶中单处理不正确扣2分	
		取清洁中单对齐床中线,一半铺在橡胶中单上,另一半塞入患者身下	3	清洁中单处理不正确扣2~3分	
		将铺好的橡胶中单和及中单拉平,一并塞入床垫下	2	塞入不平整扣1~2分	
		协助患者侧卧于铺好的一侧,护士转至另一侧	2	体位摆放不利于操作扣2分	
	撤出污单	松开对侧各层床单,将污中单撤下,卷至床尾	2	污中单处理不正确扣2分	
		扫净橡胶中单,搭在患者身上	2	未清扫扣1分,未搭患者身上扣1分	
	清扫床褥	将污大单连同污中单一起污染面向内卷好,放于护理车下层或污物袋内	2	污单处理不正确扣2分	
		扫净床褥上的渣屑,将患者身下的大单展平,拉紧铺好,按照上述方法铺好橡胶中单、中单	2	未清扫扣1分,铺各单方法不正确扣2分	
	更换被套	解开被套尾端系带,从开口处将棉胎或毛毯一侧纵向向上折叠$\frac{1}{3}$,同法折叠另一侧,手持棉胎或毛毯上方$\frac{1}{3}$处,呈"S"形折叠拉出,折叠后放于床尾椅上	5	棉被折叠不正确扣2~4分 患者暴露过多扣2分	
		将清洁被套放于患者下颌处,展开,平铺于污被套上,撤出污被套	4	清洁被套放置不正确扣2分,污被套未撤出扣2分	
		将"S"形折叠的棉胎或毛毯放入清洁被套开口处,套好被套,系好系带	5	盖被未充实到位扣2~5分,未系带或系带错位扣2分	
		将盖被两边向内折成被筒与床沿平齐,尾端齐床尾向内折叠,为患者盖好盖被	5	未折成被筒或边缘不齐扣2~3分,尾端处理不当扣2分	
	更换枕套	协助患者取仰卧位,更换枕套	2	更换枕套不符合规范扣2分	

附录 B 基础护理操作质量考核评分标准

续表

项目	内容	技术要求	分值	评分标准	扣分
实施质量标准 75 分	安置患者	协助患者取舒适体位	2	未协助扣 2 分	
		整理床单位	2	未整理扣 2 分	
		询问患者需求	1	未询问扣 1 分	
	整理记录	整理用物	2	未整理扣 2 分	
		洗手,记录	2	未洗手扣 1 分,未记录扣 1 分	
评价质量标准 12 分	操作方法	操作熟练,动作规范,步骤正确	4	酌情扣分	
	操作表现	无多余动作,姿态优美,符合节力原则	4	酌情扣分	
	操作效果	床面平紧、扎实,患者满意	4	酌情扣分	
总　　分			100	合　　计	

表 B4　无菌技术考核评分标准

项目	内容	技术要求	分值	评分标准	扣分
评估质量标准 6 分	用物评估	用物均灭菌合格	2	未评估扣 2 分	
	环境评估	环境整洁、宽敞、明亮,符合无菌操作要求	4	少 1 项扣 1 分	
计划质量标准 7 分	护士准备	着装整齐,修剪指甲,取下腕表,洗手,戴口罩	2	少 1 项扣 1 分	
	用物准备	用物检查到位、准备齐全,摆放合理美观	3	少 1 项扣 1 分	
	环境准备	温湿度适宜,安静整洁,光线适中(口述)	2	口述不完扣 1~2 分	
实施质量标准 75 分	取治疗巾	将治疗盘放置操作台上	1		
		取出无菌物品	2		
		查看无菌包名称、灭菌日期、化学指示胶带、无菌包无潮湿(口述)	3	核对不全或少 1 项扣 1 分	
		打开无菌包,放于清洁、干燥处	3	错误一处扣 1 分	
		分别揭开左右两角,再揭内角	3		
		检查(口述)并用无菌持物钳取出内置化学指示条	3	揭开时污染扣 1~2 分,未口述扣 2 分	

续表

项目	内容	技术要求	分值	评分标准	扣分
实施质量标准75分	取治疗巾	取治疗巾放于治疗盘内	3		
		将包内剩余物品按原折痕包好	3	持物钳污染扣1~2分	
		标注开包日期、时间,放于操作台上	3	未包好、污染扣1分,未注明开包日期时间扣2分	
	铺无菌盘	将取出的治疗巾双折铺于治疗盘内	2	铺盘时污染扣2分	
		上层向远端呈扇形折叠,开口边向外	2	未扇形折叠,开口边未向外扣1~2分	
		放入无菌血管钳2把,纱布2块,将上层盖于物品上边缘对齐	4	少放物品1项扣1分,边缘不齐扣2分	
		向上翻折两次,两侧边缘向下翻折一次	2	折叠方法错误扣2分	
		注明铺盘日期时间,将铺好的治疗盘放于治疗车上	2	未注明铺盘日期时间扣2分	
	倒取无菌溶液	查看无菌治疗碗包名称、灭菌日期、化学指示胶带、无菌包无潮湿(口述)	2	未核对扣2分或少核对1项扣1分	
		打开无菌包,将无菌容器放于操作台上	2	打开时污染扣1~2分	
		取无菌溶液检查并核对名称、浓度、剂量、有效期,对光检查有无浑浊、沉淀、絮状物、变质(口述)	2	未检查扣2分或少1项扣1分	
		消毒瓶盖及边缘	3	消毒方法不正确扣1~2分	
		打开无菌容器取纱布	2	有污染扣1~2分	
		垫纱布将胶塞打开	2	未垫纱布扣2分	
		手握标签,倒少量溶液于弯盘冲洗瓶口	2	标签未握在掌心扣1分	
		由原处倒所需液量于无菌容器中	2	倒溶液污染扣1分	
		盖胶塞	2	盖胶塞污染扣1分	
		记录开瓶时间及日期(口述)	2	未记录扣2分或记录不齐扣1分	

附录 B　基础护理操作质量考核评分标准

续表

项目	内容	技术要求	分值	评分标准	扣分
实施质量标准 75分	倒取无菌溶液	将用毕的治疗碗及弯盘放于治疗车下层	2	未放于治疗车下层扣1~2分	
	戴、脱无菌手套	核对手套名称、大小型号、灭菌日期	1	未核对或少核对内容扣1分	
		双手分别捏住袋口外层,打开,一手持手套翻折部分(手套内面)取出,另一手对准五指戴上	2	有污染扣1~2分	
		将戴好手套的手指插入另一只手套的翻折面(手套外面)取出。同时将手套戴好	3	有污染扣1~2分	
		将手套的翻转处套在工作服袖外	2	未套在工作服袖子外扣1~2分	
		双手对合交叉调整手套的位置	1	未调整扣1分	
		检查手套是否有破损(口述)	1	未调整扣1分	
	戴脱无菌手套	戴手套的手应保持在腰部和视线之间	1	未在此范围扣1分	
		脱手套前洗净血渍、污渍(口述)	1	未口述扣1分	
		戴手套的手捏住手套口外面翻转脱下	2	手法不正确或角度不正确扣1~2分	
		已脱手套的手插入手套内口,向外翻转脱下	1	手法不正确扣1分	
		将脱下的手套及手套袋放于治疗车下层	1	放置不当扣1分	
	整理指导	用物分类处理	2	用物未分类处理或处理错误扣2分	
评价质量标准 12分	操作方法	操作熟练,动作规范,步骤正确	4	酌情扣分	
	操作表现	无菌概念强,认真查对	4	酌情扣分	
	操作效果	无菌观念强,操作中无污染现象	4	酌情扣分	
总　分			100	合　　计	

表 B5　隔离技术考核评分标准

项目	内容	技术要求	分值	评分标准	扣分
评估质量标准 6 分	患者评估	评估患者病情、隔离种类	2	未评估扣 2 分	
	用物评估	用物齐全，符合要求	2	未评估扣 2 分	
	环境评估	安静、整洁，符合隔离操作要求	2	少 1 项扣 1 分	
计划质量标准 7 分	护士准备	着装整齐，洗手，戴口罩	2	少 1 项扣 1 分	
	患者准备	了解目的，取舒适体位，愿意配合	2	少 1 项扣 1 分	
	用物准备	齐全，摆放合理	2	少 1 项扣 1 分	
	环境准备	适宜操作	1	口述不完全扣 1～2 分	
实施质量标准 75 分	持领取衣	洗手，卷袖过肘，穿隔离衣，将衣领两端向外折齐，露出袖内口，清洁面向自己	3	少 1 项扣 1 分	
	穿好衣袖	一手持衣领，另一手伸入袖子内，举起手臂将衣袖抖上	2	污染衣领扣 1 分	
		换手持衣领，按上法穿好另一袖	2	污染衣领扣 1 分	
	扣好领扣	两手持衣领，由领子中央向后理顺领边，扣上领扣（污染的袖口不可触及衣领、面部和帽子）	6	污染 1 处扣 2 分	
	扣好袖扣	扣好袖扣或系上袖带	6	未系好扣 1～2 分	
	折襟系带	解开腰带活结，将隔离衣一边渐向前拉，见到边缘后用同侧手捏住衣外面边缘，同法捏住另一侧	6	错 1 项或污染 1 处扣 2 分	
		双手在背后将边缘对齐，向一侧折叠并以一手按住，另一手将同侧腰带拉至背后压住折叠处，换手拉另一侧腰带，双手将腰带在背后交叉，再回到前面打一活结	6	手法不正确或角度不正确扣 2～3 分，污染 1 处扣 2 分	
	松解腰带	解开腰带，在前面打一活结	3	少 1 项扣 1 分	

附录B 基础护理操作质量考核评分标准

续表

项目	内容	技术要求	分值	评分标准	扣分
实施质量标准75分	解扣塞袖	解开袖口,在肘部将部分衣袖塞入工作服衣袖下,勿使衣袖外面塞入袖子内	3	未塞好扣2分	
	消毒双手	打开水龙头,流水淋湿双手	2	未做扣2分	
		用手刷蘸洗手液或肥皂液按前臂、腕部、手背、手掌、手指、指缝、指甲顺序彻底刷洗后用流水冲净,按上述顺序再刷洗一次	6	刷手顺序错误或少1项扣2分	
		每只手刷30 s,两遍共2 min	2	刷手时间不足,遍数错误扣1分	
		取小毛巾或纸巾擦干,或用干手机吹干双手	2	擦手方法错误或未吹干扣2分	
	解开领扣	解开领扣(污染袖口不可触及衣领、面部和帽子)	4	污染1处扣1分	
	脱下衣袖	一手伸入另一侧袖口内,拉下衣袖裹住手,再用裹住的手握住另一衣袖的外面将袖子拉下	5	方法错误或污染扣2分	
		两手在袖子内对齐衣袖,并轮换从袖管中退至衣肩,用右手握住两肩缝,先退出左手,再用左手握住衣领,退出右手	5	方法错误或污染扣2分	
	持领挂衣	双手握住衣领,将隔离衣两边对齐,挂在衣钩上(如不再穿,脱下后清洁面向外,卷好投入污衣袋中)	8	错误1项扣2分	
	整理用物	用物按隔离原则处理,洗手,一般性隔离,口罩污染面向内,清洁面向外折叠放好,严密隔离口罩放入黄色垃圾桶内,记录。	4	错误1项扣1分	

续表

项目	内容	技术要求	分值	评分标准	扣分
评估质量标准 12分	操作方法	操作熟练,动作规范,步骤正确	4	酌情扣分	
	操作表现	隔离概念强,遵循隔离原则,操作者、环境、物品无污染,手的消毒方法正确,冲洗彻底,隔离衣未被溅湿	4	酌情扣分	
	操作效果	患者及工作人员均能得到保护,未见交叉感染	4	酌情扣分	
总 分			100	合 计	

表 B6　口腔护理考核评分标准

项目	内容	技术要求	分值	评分标准	扣分
评估质量标准 6分	患者评估	评估患者口腔黏膜、pH 情况(口述)	2	未评估扣2分	
	用物评估	用物齐全,符合操作要求	2	未评估扣2分	
	环境评估	病室整洁、宽敞、明亮、温湿度适宜	2	少1项扣1分	
计划质量标准 7分	护士准备	着装整齐,洗手,戴口罩	2	少1项扣1分	
	患者准备	了解目的,取舒适体位,愿意配合	2	少1项扣1分	
	用物准备	齐全,摆放合理	2	少1项扣1分	
	环境准备	整洁、宽敞、明亮,温湿度适宜	1	口述不完全扣1~2分	
实施质量标准 75分	核对解释	携用物到床旁,核对床号、姓名并向患者及家属解释操作的目的及配合方法,以取得合作	5	少核对1项扣2分	
	安置体位	协助患者侧卧或仰卧、头侧向护士,便于操作,防止误吸	3	未安置或体位错误扣2~3分	
		铺治疗巾于患者颌下及胸前,置弯盘于口角旁	3	少1项扣2分	

续表

项目	内容	技术要求	分值	评分标准	扣分
实施质量标准75分	观察口腔	用棉球湿润口唇,协助患者用温开水漱口	4	少1项扣2分	
		嘱咐患者张口,护士一手持手电筒,一手用压舌板轻轻撑开颊部,观察口腔黏膜有无出血、溃疡等现象	4	少1项扣1分	
		昏迷及牙齿紧闭、无法自行张口的患者,可用开口器(口述)	3	未口述扣3分	
	擦洗口腔	嘱咐患者张口,以弯血管钳夹取含有漱口液的棉球(每次一个,以不滴水为宜)放入颊部内侧,咬合上下牙齿,由内向门齿纵向擦洗牙齿的外侧面;同法擦洗另一侧	4	棉球太干或擦洗错误扣2~3分	
	擦洗口腔	嘱咐患者张开上、下牙齿,依次擦洗一侧牙齿的上内侧面、上咬合面、下内侧面、下咬合面,再"Z"字形擦洗一侧颊部;同法擦洗另一侧	30	擦洗顺序错误或少1项扣3分	
		由内向外擦洗硬腭、舌面、舌下,勿触及咽部,以免引起恶心	6	擦洗顺序错误或少1项扣2分	
	漱口涂药	意识清醒者,用温开水再次漱口,用治疗巾擦去患者口角处的水渍,清点棉球个数	3	少1项扣2分	
		检查口腔,如口腔黏膜有溃疡、真菌感染等,酌情涂药于患处	2	未检查扣3分	
		口唇干裂者可涂液状石蜡油	2	未检查扣1~3分	
	整理记录	协助患者取舒适的卧位,整理床单位,清理用物,洗手记录	6	少1项扣2分	

续表

项目	内容	技术要求	分值	评分标准	扣分
评价质量标准 12分	操作方法	操作熟练,动作规范,步骤正确	4	酌情扣分	
	操作表现	操作规范,手法正确	4	酌情扣分	
	操作效果	患者口唇湿润,口腔清洁无异味,自感舒适,护患沟通好	4	酌情扣分	
总分			100	合计	

表 B7 鼻饲法考核评分标准

项目	内容	技术要求	分值	评分标准	扣分
评估质量标准 6分	患者评估	鼻饲包用物是否齐全	2	未评估扣2分	
	用物评估	评估患者鼻腔状况	2	未评估扣2分	
	环境评估	宽敞、明亮、温湿度适宜	2	少1项扣1分	
计划质量标准 7分	护士准备	着装整齐,洗手,戴口罩	2	少1项扣1分	
	患者准备	向患者解释操作的目的、意义	2	无口述或口述不完整扣1~2分	
	用物准备	齐全,摆放合理,在有效期内	2	少1项扣1分	
	环境准备	病室清洁、通风	1	口述不完全扣1~2分	
实施质量标准 72分	备物检查	核对医嘱,备齐用物,至床旁	2	用物不齐,缺1件扣1分	
		核对患者并解释	2	未核对解释扣2分	
	协助卧位	根据患者病情,帮助患者取坐位、半坐位或仰卧位	2	卧位不当扣2分	
		昏迷患者去枕仰卧,头向后仰	2	未口述或口述错误扣2分	
	铺巾置盘	铺治疗巾于患者下颌处	2	铺巾方法不当或位置错误扣1分	
		于口角处放弯盘	2	未放置弯盘扣2分	
		准备胶布	2	未准备胶布扣1分	
	清洁鼻腔	观察鼻腔,选择通畅一侧,用棉签清洁	2	未观察鼻腔或未清洁鼻腔,各扣1分	
	测长标记	打开鼻饲包	2	打开鼻饲包不规范扣2分	
		取出胃管,注入少量空气,检查胃管是否通畅	2	未检查胃管是否通畅扣2分	

续表

项目	内容	技术要求	分值	评分标准	扣分
评价质量标准 72 分	测长标记	测量插管长度,并做标记或参照胃管上的额刻度	2	未测长或方法不正确扣 2 分	
	润管插入	用液状石蜡油润滑胃管前端 10~20 cm	2	未润滑扣 2 分	
		一手持纱布,一手持镊子夹住胃管沿一侧鼻孔先稍向上平行,再向后下缓缓插入	3	插管方法不正确扣 2 分,插管失败扣 2 分	
		导管插至咽喉部(14~16 cm 处),嘱患者做吞咽动作,插至测量长度	3	未嘱咐患者做吞咽动作扣 2 分	
	验证胃管	将胃管末端接无菌注射器回抽,可抽出胃液(操作)	3	未验证扣 5 分	
		将导管末端放入盛有水的碗中,无气泡溢出(口述)	1	未操作扣 3 分	
		注射器注入 10 ml 空气,听诊器置于胃部听到气过水声(口述)	1	未口述扣 2 分,口述不全扣 1 分	
	胶布固定	用胶布固定胃管于鼻翼及面颊部	2	固定方法不正确扣 2 分 固定不牢扣 1 分	
	灌注食物	先注入少量温开水,湿润管腔	3	灌注食物过快,酌情扣 1~2 分	
		缓慢注入流质食物或药物,一次不超过 200 ml,时间间隔不少于 2 h	2	一次鼻饲量过多或间隔时间过短扣 1~2 分	
		鼻饲完毕后,再注入适量温开水冲洗胃管	2	灌注食物前后未注入温开水扣 2 分	
	反折固定	胃管末端反折,用纱布包好	2	胃管末端未妥善处理扣 2 分	
		夹紧后用别针固定于患者衣领、大胆或枕旁	2	固定不佳,酌情扣 1~2 分	
	整理记录	清洁口腔、鼻腔	2	未清洁口腔、鼻腔扣 1 分	
		维持原卧位 20~30 min	2	未嘱咐维持原卧位扣 2 分	
		整理床单位	2	未整理扣 1 分	
		洗手记录	2	未洗手记录扣 1 分	

续表

项目	内容	技术要求	分值	评分标准	扣分
实施质量标准72分	拔管擦拭	核对,将弯盘置于患者下颌处,夹紧胃管末端置于弯盘内,揭去胶布	3	未夹紧胃管末端扣2分	
		用纱布包裹近鼻孔处胃管,嘱患者深呼吸,呼气时拔管,边拔管边擦拭胃管,到咽喉处迅速拔出	4	未在呼气时拔管扣2分	
		包住胃管的末端置于弯盘内	2	未将拔出的胃管置于弯盘内扣2分	
		清洁患者口鼻,用松节油擦去胶布痕迹	2	未清洁患者口鼻扣2分	
		协助患者漱口或者做口腔护理	2	未漱口或未做口腔护理扣2分	
	整理记录	协助患者取舒适卧位;清理用物,整理床单位;洗手,记录	3	少1项扣1分	
评价质量标准15分	操作方法	动作规范,步骤正确	5	酌情扣分	
	操作表现	操作熟练,无反复	5	酌情扣分	
	操作效果	插管正确,正确灌注流质饮食或药物	5	酌情扣分	
	总 分		100	合 计	

表B8 留置导尿术考核评分标准

项目	内容	技术要求	分值	评分标准	扣分
评估质量标准6分	患者评估	导尿包用物是否齐全	2	解释不当,引起患者紧张,扣1分	
	用物评估	患者理解该项操作,并愿意配合	2	未检查扣1分	
	环境评估	病室安静安全,保护患者隐私	2	未评估扣2分	
计划质量标准7分	护士准备	着装整齐,洗手,戴口罩	2	少1项扣1分	
	患者准备	了解留置导尿的目的及配合要点	2	少1项扣1分	
	用物准备	齐全,摆放合理,检查在有效期内	2	少1项扣1分	
	环境准备	病室整洁,用屏风遮挡	1	口述不完全扣1~2分	

附录 B　基础护理操作质量考核评分标准

续表

项目	内容	技术要求	分值	评分标准	扣分
实施质量标准 75 分	核对解释	携用物至床旁,核对床号、姓名并解释	3	未核对扣2分,未解释或解释不清扣1分	
	清洗外阴	关闭门窗,屏风遮挡患者	1	未遮挡患者扣1分(口述)	
		能自理者嘱患者清洗,重症或不能起床者协助清洗	1	未告知或未协助清洗外阴扣1分	
	安置卧位	护士站在患者的右侧	1	站在左侧扣1分	
		帮助患者脱去对侧裤腿,盖在近侧腿上,盖上浴巾	2	未给患者保暖扣1分	
		对侧腿盖上被子	1	浴巾整理不美观扣1分,遮盖不规范扣1分	
		患者屈膝仰卧,两腿略外展,露出外阴	1	安置患者体位不正确扣1分	
		将小橡胶单、治疗巾或一次性尿垫垫于患者臀下	1	未垫巾扣1分,未托起患者臀部扣1分	
		弯盘置于近会阴处	2	弯盘或治疗碗位置不当扣2分	
		左手戴手套或指套	2	未戴手套或指套扣1分	
		右手持镊子夹消毒液棉球消毒阴阜	2	右手戴手套或指套扣1分;消毒顺序错误,每处扣1分	
		消毒大阴唇	2	消毒部位错位,每处扣1分;消毒不到位扣1分	
	初次消毒	左手分开大阴唇,消毒小阴唇,尿道口,顺序为由外到内,自上而下,先对侧再近侧,每只棉球限用一次	3	未分开大阴唇扣1分,棉球反复擦拭扣2分	
		将污棉球置弯盘内	1	污棉球放置位置错误或污染其他区域扣1分	
		脱下手套放于弯盘内,将弯盘与治疗碗放于治疗车下层	2	未脱下手套扣1分,未将弯盘和治疗碗放治疗车下层扣1分	
	开包倒液	于患者两腿之间打开导尿包	3	未检查导尿包有效期扣2分	
		戴无菌手套	4	戴手套方法错误扣4分	

续表

项目	内容	技术要求	分值	评分标准	扣分
实施质量标准75分	开包倒液	铺洞巾,形成无菌区域	4	未铺洞巾扣3分,铺巾手法错误扣1分,无菌环境形成不佳扣1分	
		检查导尿管气囊	2	未检查扣2分	
		连接导尿管和集尿袋	3	连接方法不当扣1~2分	
		润滑导尿管前端	2	未润滑扣2分	
	再次消毒	分开大阴唇,暴露小阴唇	1	左手未分开大阴唇扣1分	
		右手持镊子消毒尿道口、双侧小阴唇、尿道口,顺序为内—外—内,自上而下,先对侧后近侧,每个棉球限用一次	4	消毒顺序错误,每处扣1分;消毒部位错位,每处扣1分;消毒不到位扣1分;无菌操作不严格扣1分	
		污棉球放于弯盘内,用血管钳将弯盘移至床尾	2	未移出无菌区扣2分,未用血管钳移出扣1分	
	插导尿管	左手持续固定小阴唇,右手持镊子插导尿管	1	左手离开会阴或未放弯盘扣1分	
		嘱患者深呼吸,将导尿管轻轻插入尿道4~6 cm	6	插管手法错误扣2分,未嘱患者深呼吸扣2分,插管位置错误扣2分	
		见尿后再插入5~7 cm,注入5 ml左右空气固定尿管不滑脱	1	插管长度错误或见尿后未再插入5~7 cm扣1分(口述)	
	引流尿液	松开左手,下移固定导尿管和集尿袋	2	未固定或固定手法错误扣2分	
		若需做尿培养,留取中段尿放于合适标本瓶中	2	取标本方法错误扣2分(口述)	
		集尿袋满后及时放尿液,集尿袋每日更换	2	未及时放尿液或更换扣2分(口述)	
	插管后处理	撤去洞巾,擦净外阴	2	未撤洞巾扣1分,未擦净外阴扣1分	
		脱去手套,置弯盘内,将用物置于治疗车下层黄色垃圾桶内	2	脱手套方法错误扣2分	
		协助患者穿好裤子,取舒适卧位	2	未协助穿衣裤扣1分	

附录 B 基础护理操作质量考核评分标准

续表

项目	内容	技术要求	分值	评分标准	扣分
实施质量标准 75分	插管后处理	清理用物,撤去屏风,打开门窗	1	未清理用物扣1分	
	整理记录	整理床单位	2	未整理床单位扣1分	
		做好记录	2	未记录扣2分(口述)	
评价质量标准 12分	操作方法	动作规范,步骤正确	4	酌情扣分	
	操作表现	操作熟练,无反复。	4	酌情扣分	
	操作效果	无污染,插管一次成功,引出尿液	4	酌情扣分	
总　分			100	合　计	

表 B9　生命体征的测量考核评分标准

项目	内容	技术要求	分值	评分标准	扣分
评估质量标准 6分	患者评估	评估患者病情、皮肤、活动情况	2	未评估扣2分	
	用物评估	用物均灭菌合格	2	未评估扣2分	
	环境评估	病室整洁、宽敞、明亮、温湿度适宜、酌情关闭门窗	2	少1项扣1分	
计划质量标准 7分	护士准备	着装整齐,洗手,戴口罩	2	少1项扣1分	
	患者准备	了解目的,取卧位或坐位,愿意配合	2	少1项扣1分	
	用物准备	齐全,摆放合理	2	少1项扣1分	
	环境准备	适宜操作	1	口述不完全扣1~2分	
实施质量标准 75分	检查核对	检查体温计	2	未检查扣2分	
		检查血压计袖带质量,有无漏气、老化,水银是否在槽内	2	未检查扣2分	
		核对病人床号姓名	2	未核对扣2分	
	测量体温	取出体温计,擦干,水银甩至35℃以下	3	未检查擦干扣3分	
		向病人解释	2	未解释扣2分	
		测量部位准确,方法正确,读表正确	6	部位选择错误扣2分 读表错误扣4分	
		根据测量方法,准确掌握测量时间(口述)	2	时间描述错误扣2分	

续表

项目	内容	技术要求	分值	评分标准	扣分
实施质量标准75分	测量脉搏	手臂放置舒适正确	2	体位不正确扣2分	
		食指、中指、无名指的指端按在桡动脉表面	3	手法不正确扣3分	
		正确测量桡动脉搏动	3	测量不正确扣3分	
		测量时间正确（口述半分钟乘2）	3	时间不正确扣3分	
	测量呼吸	测完脉搏手仍按在病人手腕上	3	手离开扣3分	
		观察胸腹部起伏	3	目光离开胸腹部扣3分	
		以一起一伏为一次（口述）	2	未口述扣2分	
		测量时间正确（口述）	3	时间（30 s）不正确扣3分	
	测量血压	取合适体位，肱动脉与心脏在同一水平线上	3	体位不正确扣3分	
		衣袖卷至肩部，伸直肘部、手掌向上	2	酌情扣1~2分	
		缠袖带：平整无折、松紧适宜，下缘距肘窝2~3 cm	2	缠绕错误扣2分	
		在肘窝内摸到肱动脉搏动点	2	未摸到扣2分	
		一手固定听诊器，另一手打气至搏动消失，再升高20~30 mmHg	3	充气错误扣3分	
		放气，注意观察汞柱所指刻度，会听，口述血压正确	5	放气过快或过慢扣2分，不会读数扣3分	
		测量完毕，整理血压计	2	整理错误扣2分	
		放下病人衣袖，整理床单位	2	未整理扣2分	
	整理记录	取表擦净、读数甩至35 ℃以下	2	未处理扣2分	
		将体温、脉搏、呼吸记录于本上	3	记录不正确扣3分	
		协助患者取舒适卧位、整理床单位	3	未协助扣1分，未整理扣2分	
		告知异常，健康宣教，呼叫器放在易取处	2	未宣教扣1分，未安置扣1分	
		用物分类处理	3	用物处置不正确扣3分	

续表

项目	内容	技术要求	分值	评分标准	扣分
实施质量标准 12分	操作方法	操作熟练,动作规范,步骤正确	4	酌情扣分	
	操作表现	人文概念强,认真查对	4	酌情扣分	
	操作效果	测量结果正确无误	4	酌情扣分	
	总　分		100	合　计	

表 B10　药物抽吸法考核评分标准

项目	内容	技术要求	分值	评分标准	扣分
评估质量标准 6分	护士评估	了解操作目的	2	未评估扣2分	
	用物评估	遵医嘱准备,检查有效期、质量等	2	未评估扣2分	
	环境评估	环境是否符合要求	2	少1项扣1分	
计划质量标准 7分	护士准备	着装整齐,洗手,戴口罩	2	少1项扣1分	
	用物准备	齐全适用,放置合理 按医嘱备药	4	少1项扣1分	
	环境准备	安静、整洁、宽敞、明亮	1	口述不完全扣1分	
实施质量标准 75分	查对消毒	"三查七对"取药正确	5	少1项或答错扣2分	
		取棉签消毒、(锯)折安瓿	4	错或少1项扣2分	
		开启铝盖中心并消毒	4	错或少1项扣2分	
	取注射器	检查、核对外包装	4	少1项或答错扣2分	
		打开包装正确	2	错或污染扣2分	
		检查针筒及针头	4	未检查2分	
	抽吸药液(密封瓶)	持针正确,抽等量空气	4	错或少1项扣2分	
		手扶针栓,针梗不污染,注入空气	4	错或少1项扣2分	
		瓶口向下,抽药手势、方法正确	6	错或少1项扣2分	
		吸药量准确,不漏、不剩药液	4	错或少1项扣2分	
		拔针不脱、无污染	4	错或少1项扣2分	
	抽吸药液(安瓿)	持针、夹安瓿手势正确	6	少1项或答错扣2分	
		进针不污染	6	污染酌情扣2~6分	
		吸药量准确,不漏、不剩	6	错或少1项扣2分	
	排气套瓶	排气方法正确,无剩余气泡,不浪费药液	6	错或少1项扣2分	
		套上安瓿,针头无污染	4	错或少1项扣2分	
	用物整理	分类处理用物	2	未分类或分类错误扣2分	

续表

项目	内容	技术要求	分值	评分标准	扣分
实施质量标准 12分	操作方法	操作熟练,整洁有序,剂量准确,不浪费	4	酌情扣分	
	操作表现	严格执行查对制度,态度认真,无菌观念强,无污染	4	酌情扣分	
	操作效果	手法正确、姿势优美,动作轻巧、规范	4	酌情扣分	
总　分			100	合　计	

表 B11　青霉素皮试液配置考核评分标准

项目	内容	技术要求	分值	评分标准	扣分
评估质量标准 6分	评估护士	了解操作目的	2	未评估扣2分	
	评估用物	遵医嘱准备,检查有效期,质量等	2	少1项扣1分	
	评估环境	环境是否符合要求	2	未评扣1分	
计划质量标准 7分	护士准备	仪表端庄,衣帽整洁洗手,戴口罩	2	少1项扣1分	
	用物准备	齐全适用,放置合理按医嘱备药	4	缺1项扣1分,顺序错1项扣1分	
	环境准备	安静、整洁、宽敞、明亮	1	口述不完全扣1分	
实施质量标准 75分	查对消毒	"三查七对",取药方法	8	少1项或答错扣2分	
		正确消毒、开瓶方法正确	8	方法错1项扣2分	
	溶解药液	取 5 ml 注射器方法正确、无失误	6	错或少1项扣2分	
		配制青霉素液,方法浓度正确(80万 U+生理盐水 4 ml→20万 U/ml)	10	配置错误酌情扣2~10分,剂量错误扣2分	
	配制药液	取 1 ml 注射器、针头,方法正确、无误	6	错或失误1次扣2分	
		取上液 0.1 ml,加生理盐水至 1 ml(2万 U/ml),摇匀	10	剂量错误或污染,酌情扣2~10分	
		取上液 0.1 ml,加生理盐水至 1 ml(2 000 U/ml),摇匀	10	剂量错误或污染,酌情扣2~10分	

附录 B 基础护理操作质量考核评分标准

续表

项目	内容	技术要求	分值	评分标准	扣分
实施质量标准 75 分	配制药液	取上液 0.1~0.25 ml,加生理盐水至 1 ml,200~500 U/ml,摇匀	10	剂量错误或污染,酌情扣 2~10 分	
		换针,置于无菌治疗巾内	5	未换针扣 2 分,未置无菌治疗巾内扣 3 分	
	用物整理	分类处理用物	2	未分类或分类错误扣 2 分	
评价质量标准 12 分	操作方法	操作熟练,整洁有序,剂量准确,不浪费	4	酌情扣分	
	操作表现	态度认真,无菌观念强,无污染	4	酌情扣分	
	操作效果	手法正确,姿势优美,动作轻巧、规范	4	酌情扣分	
总 分			100	合 计	

表 B12 密闭式静脉输液考核评分标准

项目	内容	技术要求	分值	评分标准	扣分
评估质量标准 6 分	患者评估	评估患者病情、治疗、血管情况	2	未评估扣 2 分	
	用物评估	用物均灭菌合格,在有效期内	2	少 1 项扣 1 分	
	环境评估	安静、整洁、宽敞、明亮,符合无菌操作要求	2	未评估扣 2 分	
计划质量标准 7 分	护士准备	着装整齐,洗手,戴口罩	2	少 1 项扣 1 分	
	患者准备	了解目的,取舒适体位,愿意配合	2	少 1 项扣 1 分	
	用物准备	齐全,摆放合理	2	口述不完全扣 1~2 分	
	环境准备	适宜操作	1	少 1 项扣 1 分	
实施质量标准 75 分	核对检查	核对医嘱、输液卡	3	未核对扣 3 分	
		擦去药瓶上的尘土(或拆去输液瓶外包装)	1	未擦拭药瓶扣 1 分	
		认真核对药物,检查有效期,检查瓶口有无松动,瓶身有无破裂,将瓶倒置,对光检查药物有否混浊、沉淀、絮状物出现等(边做边说)	3	未检查扣 3 分	

141

续表

项目	内容	技术要求	分值	评分标准	扣分
实施质量标准 75 分	准备药液	根据输液卡填写输液瓶贴并倒贴在药液标签旁	4	未倒贴扣 2 分,填写错误扣 2 分	
		启瓶盖,套瓶套	2	启瓶盖不正确扣 1 分,未套瓶套扣 1 分	
		消毒瓶塞至瓶颈	3	消毒程序错误扣 1 分,未消毒扣 3 分	
		检查一次性输液器并打开,针头插入瓶塞至针头根部,关闭调节器,旋紧头皮针连接处	6	未检查输液器扣 1 分,取出输液器不规范或被污染扣 2 分,未关闭调节器扣 1 分,未旋紧头皮针连接处扣 1 分,未将粗针头插至根部扣 1 分	
	核对排气	用物携至患者床旁,查对床号、姓名、腕带	2	未再次核对扣 2 分	
		挂输液瓶于输液架上,将茂菲氏滴管倒置,抬高下段输液管,打开调节器,使液体流入到茂菲氏滴管体积 $\frac{1}{3}\sim\frac{2}{3}$ 时,反折茂菲氏滴管根部的输液管,迅速将茂菲氏滴管放下,同时缓慢降低下端输液管,使液体流至头皮针内	6	一次性排气不成功扣 3 分,排气浪费药液扣 1~3 分	
	选择血管	选择合适静脉,穿刺部位下垫小枕	2	静脉选择不合适扣 1~2 分	
		穿刺点上 6 cm 处扎止血带	2	扎止血带不规范扣 1~2 分	
		嘱患者握拳	2	未嘱握拳扣 2 分	
	消毒穿刺	消毒皮肤,待干	3	消毒不规范扣 2~3 分	
		准备输液贴	2	未准备输液贴扣 2 分	
		再次排气,检查无气泡,夹紧调节器	2	有气泡扣 1~2 分	
		一手绷紧静脉下端皮肤,固定静脉	2	未绷紧皮肤扣 2 分	

附录 B 基础护理操作质量考核评分标准

续表

项目	内容	技术要求	分值	评分标准	扣分
实施质量标准 75 分	消毒穿刺	进针穿刺时,针头斜面向上,与皮肤呈一较小角度(20°),从静脉上方或侧方刺入皮下,再沿静脉方向潜行刺入。见回血,可再顺静脉进针少许	8	手法不正确或角度不正确扣 1～3 分,穿刺失败扣 5 分	
	固定针头	松开止血带,嘱患者松拳,打开调节器	3	未"三松"各扣 1 分	
		观察输液通畅后固定针头	2	固定方法不正确扣 2 分	
	调节滴速	根据患者情况调节滴速	3	滴速不准确扣 2～3 分	
		再次核对、记录、签名	3	未再次核对扣 2 分,未记录签名扣 2 分	
	整理指导	协助患者取舒适卧位、整理床单位	2	未协助患者取舒适卧位、床单位不整洁扣 2 分	
		告知注意事项,呼叫器放在易取处	3	未告知注意事项扣 2～3 分	
		用物分类处理	2	用物未分类处理或处理错误扣 2 分	
	拔针记录	输液完毕,及时拔针,按压针眼	2	拔针、按压不正确扣 2 分	
		记录输液情况	2	未记录扣 2 分	
评价质量标准 12 分	操作方法	操作熟练,动作规范,步骤正确	4	酌情扣分	
	操作表现	无菌概念强,认真查对	4	酌情扣分	
	操作效果	一次性穿刺成功,液体滴入通畅,穿刺部位肿胀、疼痛	4	酌情扣分	
总　分			100	合　计	

表 B13 氧气吸入法考核评分标准

项目	内容	技术要求	分值	评分标准	扣分
评估质量标准 6分	患者评估	评估患者病情、治疗、鼻腔情况	2	未评估扣2分	
	用物评估	用物准备齐全、无损坏	2	少1项扣1分	
	环境评估	病室整洁、宽敞、明亮,温湿度适宜,远离明火及热源	2	未评估扣2分	
计划质量标准 7分	护士准备	着装整齐,洗手,戴口罩	2	少1项扣1分	
	患者准备	了解目的,取舒适体位,愿意配合	2	少1项扣1分	
	用物准备	齐全,摆放合理	2	口述不完全扣1~2分	
	环境准备	适宜,符合操作	1	少1项扣1分	
实施质量标准 75分	装氧气表	检查"空""满"标志,打开总开关,放掉少许氧气,冲掉气门上的灰尘,关总开关	4	未检查标志扣2分,未吹尘扣2分	
		连接氧气表,旋紧	3	氧气表未旋紧扣3分	
		接通气管、湿化瓶	4	湿化瓶中水过多或过少扣2分,通气管及湿化瓶连接不紧扣2分	
		检查流量开关是否关闭,打开总开关,检查有无漏气	3	未检查流量开关扣1分,未检查有无漏气扣2分	
		开流量开关,检查氧气流出是否通畅	2	未检查氧气流出是否通畅扣2分	
		关流量开关备用	2	未关流量开关扣2分	
	给氧	将装好的氧气筒装置及用物携至床旁	2	未准备好用物扣2分	
		核对患者床号、姓名,做好解释工作,征得患者同意	4	未核对床号、姓名扣2分,未做好解释工作扣2分	
		协助患者取舒适卧位	2	未协助患者取舒适卧位扣2分	
		检查鼻腔情况,清洁鼻腔	2	未清洁鼻腔扣2分	
		检查双腔鼻导管包装,打开并连接鼻导管	3	未检查包装扣2分,未连接紧密扣1分	
		打开流量开关调节氧流量	4	未先调节氧流量扣4分	
		检查、湿化鼻导管	2	未检查、湿化鼻导管扣2分	
		将鼻导管固定在病人鼻腔上	3	固定不牢固扣3分	

附录 B　基础护理操作质量考核评分标准

续表

项目	内容	技术要求	分值	评分标准	扣分
实施质量标准 75 分	给氧	指导用氧的安全事项	5	未交代清楚扣 1~5 分	
		整理床单位,洗手,记录	4	未整理床单位扣 2 分,未记录扣 2 分	
		密切观察患者面色、呼吸和意识,了解患者缺氧有无改善(口述)	4	未口述观察指标扣 4 分,口述不准确扣 1~3 分	
	停氧	携用物至患者床旁,再次查对床号、姓名,做好解释	2	未核对解释扣 2 分	
		取下鼻导管	2	未正确取下鼻导管扣 2 分	
		关总开关,放余气后再关流量开关	3	关开关顺序错误扣 2~3 分	
		协助患者取舒适体位,询问患者感受	3	未协助患者取舒适体位扣 1 分,未询问患者感受扣 2 分	
		整理床单位及用物	2	未整理床单位及用物扣 2 分	
		洗手,记录停氧时间	2	未记录扣 2 分,记录不完全扣 1 分	
	卸表整理	取下湿化瓶、通气导管,放入消毒液中浸泡消毒后备用(口述)	4	口述用物处理不正确扣 2~4 分	
		卸下氧气表,将氧气筒推回原处	2	未卸下氧气表扣 2 分	
		整理用物,洗手	2	未洗手、记录扣 2 分	
评价质量标准 12 分	操作方法	操作熟练,动作规范,步骤正确	4	酌情扣分	
	操作表现	动作轻柔、敏捷,关心体贴患者,注意用氧安全	4	酌情扣分	
	操作效果	氧气装置的准备及安装正确,无漏气,氧气输出通畅,患者吸氧有效	4	酌情扣分	
总　分			100	合　　计	

表 B14　电动吸引器吸痰法操作考核评分标准

项目	内容	技术要求	分值	评分标准	扣分
评估质量标准 6 分	患者评估	评估患者病情、治疗、喉部痰液情况	2	未评估扣 2 分	
	用物评估	用物是否齐全、是否灭菌合格	2	少 1 项扣 1 分	
	环境评估	病室安静、整洁、宽敞、明亮、温湿度适宜	2	未评估扣 2 分	
计划质量标准 7 分	护士准备	着装整齐,洗手,戴口罩	2	少 1 项扣 1 分	
	患者准备	了解目的,取舒适体位,愿意配合	2	少 1 项扣 1 分	
	用物准备	齐全,摆放合理	2	口述不完全扣 1~2 分	
	环境准备	符合操作要求	1	少 1 项扣 1 分	
实施质量标准 75 分	检查吸痰装置	携用物至床旁,核对患者床号、姓名,做好解释工作	4	未核对扣 2 分,未解释扣 2 分	
		协助患者取舒适体位	2	未协助患者取舒适体位扣 2 分	
		给予高流量吸氧(口述)	2	未口述扣 2 分	
		检查、连接吸引器,贮痰瓶内盛有消毒液	2	未检查、连接吸引器扣 1 分,贮痰瓶不合标准扣 1 分	
		将浸有消毒液瓶固定于床头	3	未准备消毒瓶扣 3 分	
		接通电源,打开吸引器开关,检查吸引器性能是否良好	4	未检查吸引器性能扣 4 分	
		调节负压(成人 40.0~53.3 kPa,小儿按年龄调节,新生儿<13.3 kPa;婴幼儿 13.3~26.6 kPa;儿童<39.9 kPa)	4	负压调节错误扣 4 分	
	患者准备	检查口腔,取下义齿	3	未检查口腔扣 1 分,未口述取下义齿扣 2 分	
		协助患者头部偏向一侧,稍向后仰,帮助张口	2	方法不正确扣 2 分	
		(口述)停氧	1	未口述扣 1 分	
	抽吸痰液	检查一次性吸痰管打开封口	4	未检查吸痰管扣 2 分,未打开封口扣 2 分	
		戴一次性手套,取出吸痰管,与吸引器连接,注意右手手套及吸痰管不能被污染	4	未戴手套扣 2 分,手套及吸痰管污染扣 2 分	

附录 B 基础护理操作质量考核评分标准

续表

项目	内容	技术要求	分值	评分标准	扣分
实施质量标准 75 分	抽吸痰液	试吸少量生理盐水	2	未试吸扣 2 分	
		封闭负压,将吸痰管插入口咽部	2	未封闭负压扣 2 分	
		打开负压,吸尽咽喉部痰液	2	未打开负压扣 2 分	
		吸痰管左右旋转,向上提拉,退出	7	吸痰手法不正确扣 3~4 分,时间过长扣 3 分	
		吸痰管退出后吸生理盐水,冲管后弃去	2	未冲管扣 2 分	
		更换手套及吸痰管,连接,试吸	4	未更换手套及吸痰管扣 2~4 分	
		以同法吸尽气管内痰液	4	插入方法、深度不适宜扣分 2~4 分	
		关掉吸引器开关,将吸引器导管插入床头盛有消毒液的瓶中	2	吸引器管道未浸泡扣 2 分	
	整理消毒	吸痰后给予患者高流量吸氧(口述),听诊肺部,确认肺部听诊清晰	4	未口述扣 2 分,未听诊扣 2 分	
		清洁患者口、鼻、面部,协助其取舒适体位	2	未协助患者清洁扣 1 分,未协助取舒适体位扣 1 分	
		询问患者感受,观察病情	2	未询问患者未观察病情各扣 1 分	
		拔掉电源,处理贮痰瓶,整理用物	4	未处理贮痰瓶及整理用物各扣 2 分	
		洗手、记录吸痰情况	3	未洗手扣 1 分,未记录扣 2 分	
评价质量标准 12 分	操作方法	操作熟练,动作规范,步骤正确	4	酌情扣分	
	操作表现	动作轻柔,关心、体贴患者	4	酌情扣分	
	操作效果	动作轻柔,吸痰手法正确,能吸尽痰液,保持气道通畅	4	酌情扣分	
总 分			100	合 计	